Mohamed BELLALI

Foco na eletrocussão

AF320236

Mohamed BELLALI

Foco na eletrocussão

epidemiologia e aspectos médico-legais

ScienciaScripts

Imprint

Any brand names and product names mentioned in this book are subject to trademark, brand or patent protection and are trademarks or registered trademarks of their respective holders. The use of brand names, product names, common names, trade names, product descriptions etc. even without a particular marking in this work is in no way to be construed to mean that such names may be regarded as unrestricted in respect of trademark and brand protection legislation and could thus be used by anyone.

Cover image: www.ingimage.com

This book is a translation from the original published under ISBN 978-620-6-72135-2.

Publisher:
Sciencia Scripts
is a trademark of
Dodo Books Indian Ocean Ltd. and OmniScriptum S.R.L publishing group

120 High Road, East Finchley, London, N2 9ED, United Kingdom
Str. Armeneasca 28/1, office 1, Chisinau MD-2012, Republic of Moldova, Europe
Printed at: see last page
ISBN: 978-620-8-09051-7

Copyright © Mohamed BELLALI
Copyright © 2024 Dodo Books Indian Ocean Ltd. and OmniScriptum S.R.L publishing group

ÍNDICE DE CONTEÚDOS

INTRODUÇÃO

A eletricidade é a principal fonte de energia, com os Estados Unidos a produzirem cerca de 4 000 mil milhões de quilowatts-hora de eletricidade em 2022 (1). É utilizada na indústria, nos estaleiros de construção e nas habitações(2). É definida como um fluido que se propaga através de materiais condutores(3). A má utilização ou a manutenção negligente dos equipamentos e da cablagem são as causas mais frequentes de eletrificação e, consequentemente, de eletrocussão(4). A eletrificação é definida como a passagem de uma corrente eléctrica pelo corpo humano, com todas as suas manifestações fisiopatológicas, enquanto a eletrocussão é a morte por eletrificação. O primeiro acidente de trabalho mortal causado pela eletrificação ocorreu em 1879, em França, quando um assistente de palco de teatro foi atingido por uma corrente alternada de 250 V (6). Desde então, os acidentes eléctricos multiplicaram-se, constituindo um problema de saúde importante devido à frequência significativa da morbilidade e da mortalidade que provocam. De acordo com a Inspeção Federal Suíça para Instalações de Corrente Pesada ESTI, ocorreram 572 acidentes eléctricos na Suíça em 2021, cinco dos quais foram fatais (7). Nos Estados Unidos, a eletrificação é a 6.ª principal causa de morte no local de trabalho, de acordo com o US Bureau of Labor Statistics (3 378 vítimas mortais entre 1992 e 2002). Na Austrália, foram registadas 162 electrocussões entre 2001 e 2004(8). A nível nacional, a frequência estimada de eletrificação parece elevada, mas continua a ser imprecisa, porque estes acidentes não resultam necessariamente em consultas médicas ou hospitalizações. Por outro lado, as estatísticas relativas às electrocussões são viáveis porque resultam numa morte violenta que coloca um obstáculo médico-legal ao enterro e, portanto, requer uma autópsia médico-legal. No entanto, desde 2010, apenas dois estudos nacionais investigaram os aspectos médico-legais das electrocussões: um foi realizado em Tunes em 2017, mostrando uma prevalência de 0,6/100.000 habitantes/ano(9) e o outro em Kairouan em 2020, mostrando uma prevalência de 0,94/100.000 habitantes/ano(10). A falta de estudos recentes sobre as electrocussões na Tunísia constitui um verdadeiro obstáculo em termos de saúde pública. A identificação das circunstâncias em que estes acidentes ocorrem, das suas causas e das deficiências de encaminhamento e de tratamento é o pilar da prevenção da eletrocussão. A morte por eletrocussão coloca também um problema de diagnóstico, porque nem sempre estão presentes marcas eléctricas, que podem simular uma morte súbita. Daí a importância do domínio desta matéria por parte do patologista forense, sobretudo em caso de morte no local de trabalho, devido às responsabilidades médico-legais e sociais que daí advêm.

O objetivo do nosso estudo foi :

- Descrever o perfil epidemiológico e as caraterísticas das lesões dos corpos das vítimas de eletrocussão no norte da Tunísia.

- Reconhecer as circunstâncias em que ocorre a eletrocussão.

- Sugerir áreas de melhoria em termos de prevenção e cuidados para os electrificados.

MÉTODOS

1. Tipo de estudo :

Este foi um estudo descritivo retrospetivo distribuído por um período de quatro anos, de 1 de janeiro de 2019 a 31 de dezembro de 2022, abrangendo todos os casos de eletrocussão autopsiados no Departamento de Medicina Legal do Hospital Charles Nicolle em Tunis. O serviço abrange 9 das 11 províncias do norte da Tunísia, nomeadamente Tunes, Ben Arous, Manouba, Ariana, Beja, Le Kef, Jendouba, Zaghouan e Siliana, representando uma população geral de 4 282 755 habitantes (36% da população tunisina) de acordo com os resultados do recenseamento geral da população e da habitação realizado pelo Instituto Nacional de Estatística em 2022(11).

2. População do estudo :

2.1. Critérios de inclusão :

Incluímos todos os corpos autopsiados no serviço de medicina legal do Hospital Charles Nicolle cuja autópsia concluiu que tinham sido electrocutados.

2.2. Critérios de não-inclusão :

Não incluímos todos os casos de cadáveres autopsiados no serviço de medicina legal do Hospital Charles Nicolle de Tunes cuja causa de morte não fosse a eletrocussão. Do mesmo modo, os casos de Fulguração (eletrificação por raio) não foram incluídos no nosso estudo.

2.3. Critérios de exclusão :

Excluímos excluímos os cadáveres em estado de putrefação estado e de decomposição.

3. Tipo de variáveis e recolha de dados :

Os dados foram recolhidos nos registos do serviço de medicina legal e nos processos médico-legais, contendo cada um deles uma requisição judicial e uma cópia do relatório médico-legal da autópsia. Os dados referem-se a

3.1. Perfil da vítima :

- Género.
- Idade.

- Situação familiar (solteiro, casado, divorciado).
- A origem geográfica da vítima (urbana, rural).
- Nível de ensino (analfabeto, primário, secundário, superior).

- Nível socioeconómico (baixo, médio, alto).
- A profissão.

- A província.
- Antecedentes patológicos: orgânicos e psiquiátricos.
- Hábitos de vida (tabagismo, álcool, toxicodependência).
- Construção (leve, média, pesada).

3.2. Circunstâncias da morte :

- O ano, o mês, o dia e a hora da ocorrência.
- O local da ocorrência (em casa, no local de trabalho, na via pública)
- As caraterísticas da corrente eléctrica (alta ou baixa tensão).
- Condições de humidade.

- A noção de projeção ou de queda
- Vestuário utilizado no momento da eletrocussão.
- O agente envolvido.

3.3. Cuidados :

- Tempo de sobrevivência.

- O método de entrega.

- O conceito de hospitalização e os cuidados prestados.

3.4. Achados tanatológicos :

- A marca eléctrica: tipo, número, localização e tamanho.

- Trauma associado.
- A causa presumida da morte.

3.5. A forma forense :

- Acidental :
■ Acidente de trabalho
■ Acidente doméstico
■ Acidente na via pública
■ Acidente na sequência de roubo de cobre

■ Suicida

■ Penal

4. Introdução e análise de dados :

Os dados recolhidos foram introduzidos e analisados com recurso ao SPSS 23 (Statistics Package for the Social Science). As figuras e tabelas foram produzidas utilizando o Microsoft Excel 2013. As variáveis qualitativas foram descritas através de percentagens e comparadas através do teste do Qui-quadrado de Pearson ou do teste exato de Fisher para números inferiores a cinco. As variáveis quantitativas foram descritas por médias, desvios-padrão, valores mínimos e máximos. Em todos os testes estatísticos, o nível de significância foi fixado em 0,05.

5. Pesquisa bibliográfica :

A nossa bibliografia baseou-se numa pesquisa de estudos científicos semelhantes publicados em revistas científicas, bem como em relatórios de organismos internacionais interessados neste assunto. Procurámos também teses e dissertações defendidas nas quatro faculdades de medicina tunisinas. A nossa pesquisa baseou-se nas seguintes palavras-chave: eletrocussão, electrotrauma, autópsia, medicina legal, cadáver: Embase (Elsevier), Med line (PubMed), Science direct, Google scholar e Cochrane Library.

6. Aspectos éticos e conflitos de interesses :

Os dados recolhidos foram utilizados para fins puramente científicos. O anonimato foi respeitado e os nomes das vítimas foram substituídos por números. Declaramos que não temos qualquer conflito de interesses em relação a este trabalho.

RESULTADOS

No final deste estudo, reunimos 9021 casos de morte, 126 dos quais vítimas de eletrocussão e que foram submetidos a uma autópsia médico-legal no departamento de medicina legal do Hospital Charles Nicolle em Tunes, registados entre 1er janeiro de 2019 e 31 de dezembro de 2022 (Figura 1).

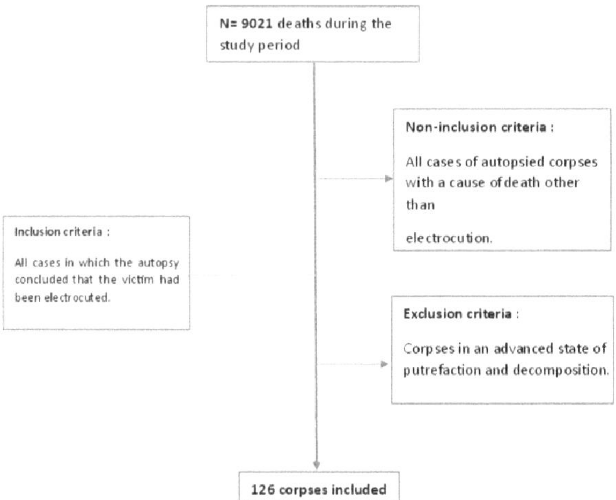

Figura 1: Fluxograma para a seleção da amostra do estudo

1. Descrição da população :

1.1. Prevalência da eletrocussão em relação à população em geral

Durante o período do nosso estudo, a população média da nossa região de estudo (norte da Tunísia, excluindo Bizerte e Nabeul) foi estimada em 4.245.642 habitantes(11). O número de vítimas de eletrocussão autopsiadas no nosso serviço foi de 126, ou seja, uma média de 31,5 casos por ano. Isto representa uma taxa média de 0,74/100.000 habitantes. (Tabela 1)

Tabela I: Prevalência de eletrocussão na população em geral

Ano	NúmeroPopulação		Tarifas eletrocussão /por 100.000 habitantes
2019	31	4 214 750	0,74
2020	26	4 242 485	0,61
2021	41	4 259 963	0,96
2022	28	4 282 755	0,65
Total médio	31,5	4 249 988	0,74

1.2. Prevalência das electrocussões em relação à atividade do serviço :

As eletrocussões representaram uma média de 1,4% da atividade tanatológica do nosso serviço durante os 4 anos do estudo, de 2019 a 2022. Registámos um pico de 1,8% em 2021. (Tabela 2)

Quadro II: Prevalência dos casos de eletrocussão em relação à atividade do serviço

Année	Nombre d'électrocution	Nombre total d'autopsie	Pourcentage d'électrocution (%)
2019	31	2379	1,3
2020	26	2121	1,2
2021	41	2316	1,8
2022	28	2205	1,3
Total	126	9021	1,4

2. Perfil da vítima :

2.1. Repartição por idade :

A idade média das pessoas electrocutadas era de 39,68 anos, com extremos que variavam entre 8 meses e 77 anos. A distribuição etária revelou que 47,6% dos casos tinham idades compreendidas entre os 18 e os 39 anos. Foram registados 7 casos de eletrocussão em crianças (menos de 18 anos) (5,6%). Foram registadas 15 vítimas com mais de 60 anos, ou seja, 11,9% do total. O sexo masculino predominou em todas as faixas etárias (Figura 2).

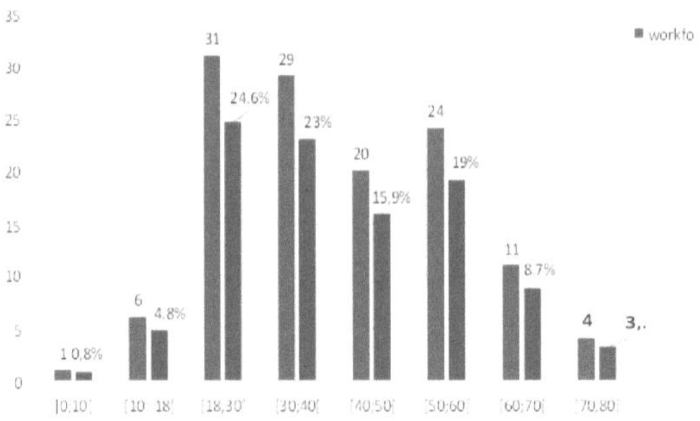

Figura 2: Repartição por grupo etário

2.2. Repartição por género :

A distribuição das vítimas por sexo revelou que estas eram predominantemente do sexo masculino, com uma percentagem de 90% e um rácio de sexo (M/F) de 9,5 (Figura 3).

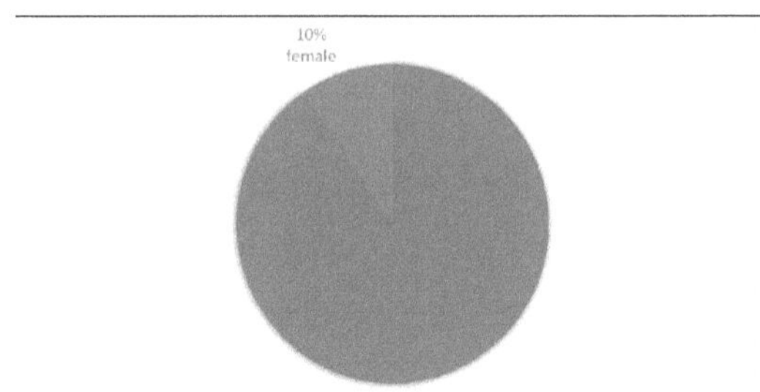

Figura 3: Repartição por género

2.3. Repartição por idade e género :

A faixa etária dos 18 aos 39 anos foi predominante em ambos os sexos: 63 homens (55,3%) e 6 mulheres (50%). Não se registaram casos de eletrocussão em mulheres com idade inferior a 18 anos. A faixa etária menos afetada foi após os 60 anos para as vítimas do sexo masculino (10,5%). Não encontrámos uma relação significativa entre a idade e o sexo (p=0,5). (Figura 4).

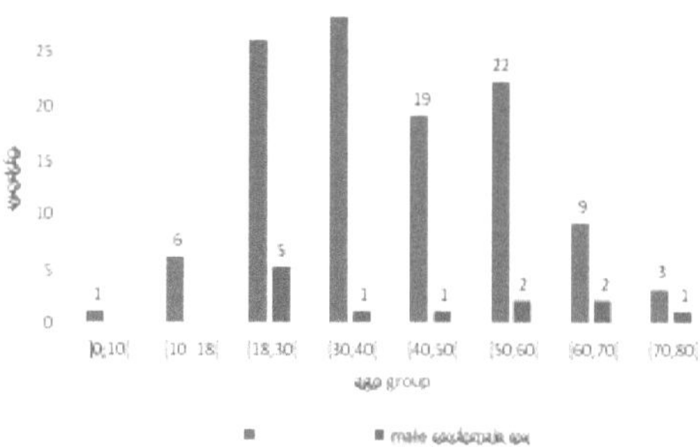

Figura 4: Repartição por grupo etário e género

2.4. Repartição por origem geográfica :

71,4% das vítimas (90 casos) eram de origem urbana e 28,6% (36 casos) de origem rural.
eram de origem rural. (Figura 5)

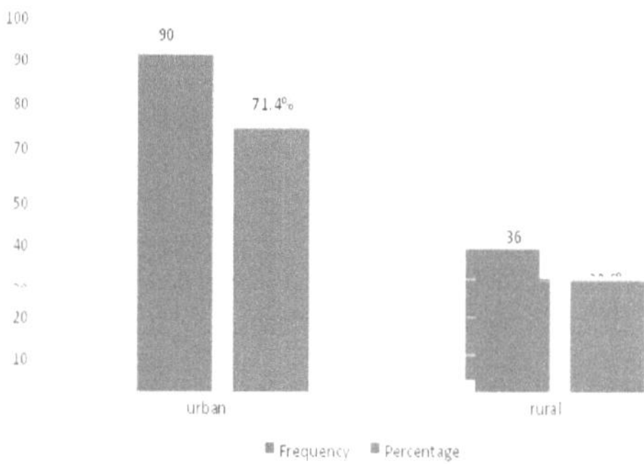

Figura 5: Repartição por origem geográfica

2.5. Repartição por situação familiar :

53,2% das vítimas eram casadas (67 casos) e 43,7% eram solteiras. Quatro vítimas eram
divorciadas. (Tabela 3)

Quadro III: Repartição por situação familiar

Estatuto da família	Trabalhadores	Percentagem (%)
Individual	55	43,7
Casado	67	53,2
Divorciado	4	3,2
total	126	100

2.6. Repartição por profissão da vítima :

As diaristas representam a categoria profissional mais afetada, com uma percentagem de 61,1%. Os operários fabris representam apenas 1,6%. As donas-de-casa, as crianças e os jovens desempregados não têm qualquer ocupação. (Quadro 4)

Quadro IV: Repartição por profissão

	Frequência	Percentagem (%)
Trabalhador	77	61 ,1
Operário fabril	2	1,6
Instalação eléctrica	8	6,3
Reformado	6	4,8
Nenhuma profissão	27	21,4
Indeterminado	6	4,8
total	126	100

2.7. Repartição por província :

Na nossa série de estudos, houve uma clara predominância de casos ocorridos nas províncias da Grande Tunes (80,1%). A frequência mais baixa de vítimas (2,4%) foi registada em Siliana (Figura 6).

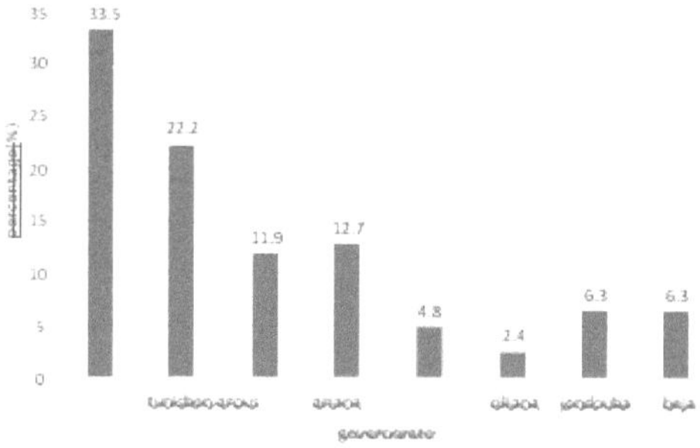

Figura 6: Repartição por província

2.8. Repartição por nível de ensino :

67,5% das vítimas tinham o ensino primário, enquanto 2,4% tinham o ensino secundário. dos casos tinham um nível de ensino superior. (Tabela 5)

Quadro V: Repartição por nível de ensino

	Frequência	Percentagem (%)
Analfabeto	3	2,4
Primário	85	67,5
Secundário	35	27,8
Superior	3	2,4
Total	126	100

2.9. Repartição por nível socioeconómico :

66,7% das vítimas tinham um nível socioeconómico médio, 28,6% tinham um nível baixo e apenas 4,8% dos casos tinham um nível alto (Figura 7).

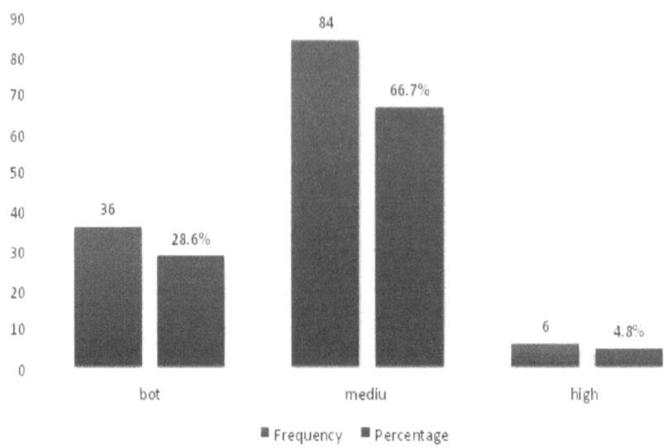

Figura 7: Nível socioeconómico

2.10. Repartição por antecedentes :

80,1% das vítimas não tinham antecedentes médicos ou cirúrgicos. Apenas duas vítimas (1,6%) apresentavam perturbações psiquiátricas. Relativamente a outros antecedentes, uma vítima tinha doença cardíaca isolada, apenas uma vítima era hipertensa, 3 vítimas eram diabéticas (2,4%) e uma vítima tinha problemas cardíacos.12 vítimas tinham antecedentes cirúrgicos (9,5%). Seis vítimas sofriam de doença cardíaca associada a outras doenças crónicas (4,8%). (Figura 8)

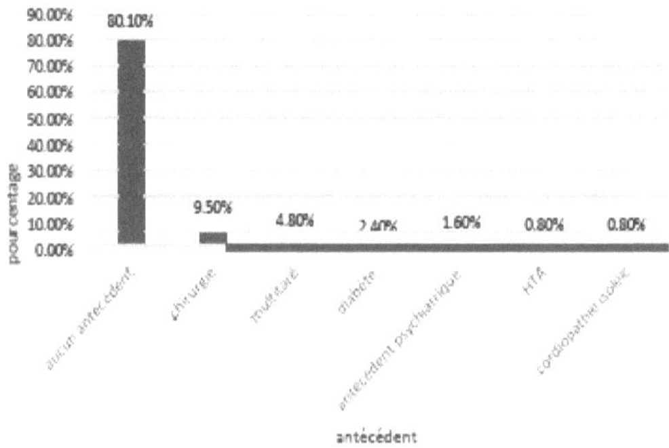

Figura 8: Repartição por antecedentes

2.11. Repartição por estilo de vida :

61,2% das vítimas não tinham problemas de dependência. 19% eram apenas fumadores. 19% eram fumadores e alcoólicos. Apenas uma vítima era fumadora, alcoólica e toxicodependente (Figura 9).

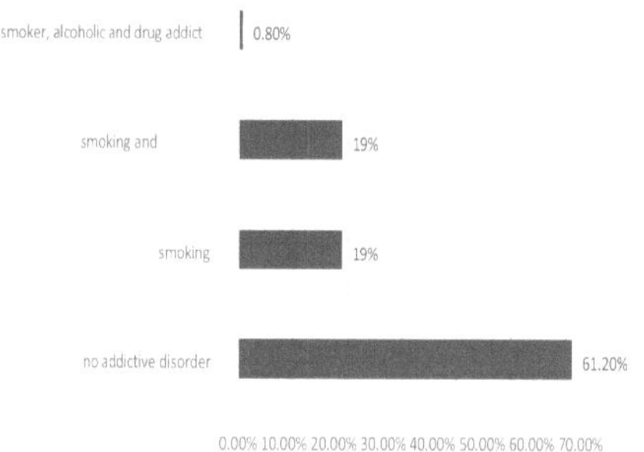

Figura 9: Repartição por hábitos de vida

2.12. Repartição por construção :

72,2% das vítimas eram de estatura média. As vítimas de estatura alta representavam 18,3% e as de estatura baixa 9,5%. (Figura 10).

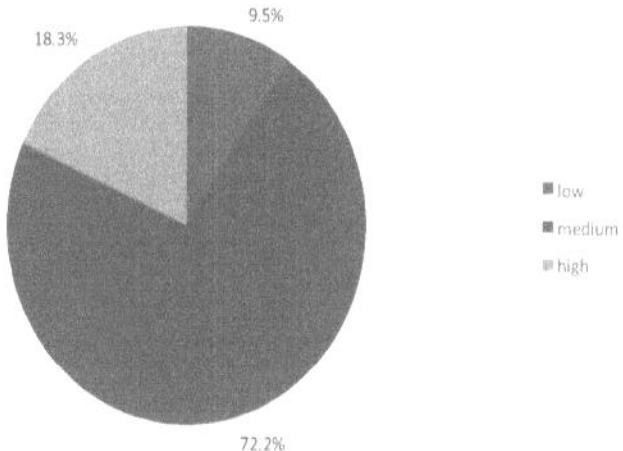

Figura 10: Repartição por construção

3. Circunstâncias da eletrocussão :

3.1. Distribuição das vítimas ao longo do tempo :

3.1.1. Repartição por mês :

A eletrocussão foi mais frequente nos meses de julho e agosto, com uma percentagem de 17,5% cada, seguindo-se o mês de setembro com uma percentagem de 15,9%. Os restantes meses registaram percentagens mais baixas, variando entre 3,2% e 8,7% (Figura 11).

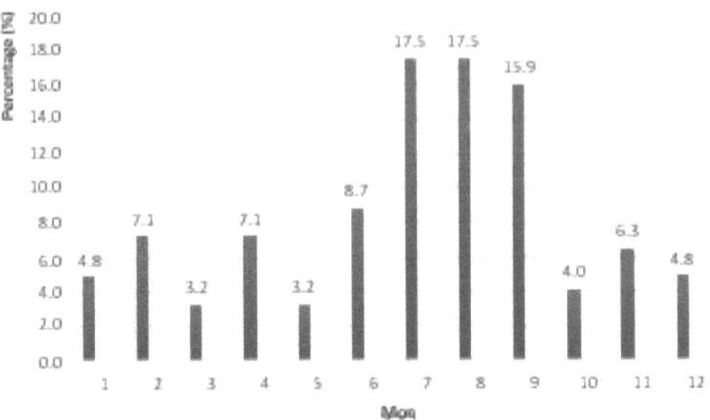

Figura 11: Repartição por mês

3.1.2. Repartição por estação :

44% das electrocussões ocorreram no verão, seguidas do outono (25%) e do inverno (17%). A menor frequência de electrocussões ocorreu na primavera (14%). (Figura 12).

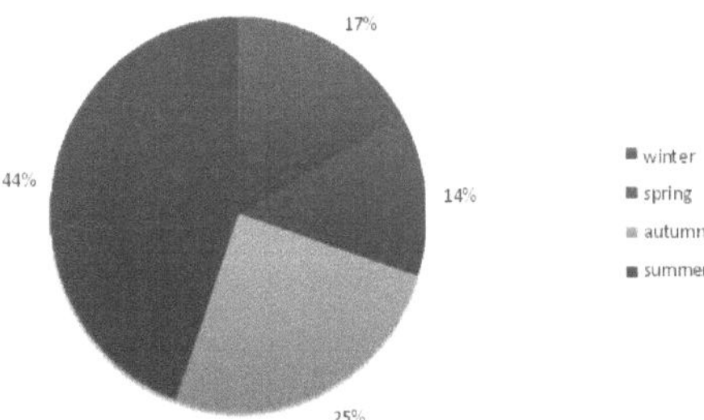

Figura 12: Repartição por estação do ano

3.1.3. Repartição por dia da semana :

Dois picos de frequência foram observados aos sábados e quartas-feiras, com 19% e 18,3%, respetivamente. Nos restantes dias, a frequência de eletrocussão variou entre 10,3% e 14,3% (Figura 13).

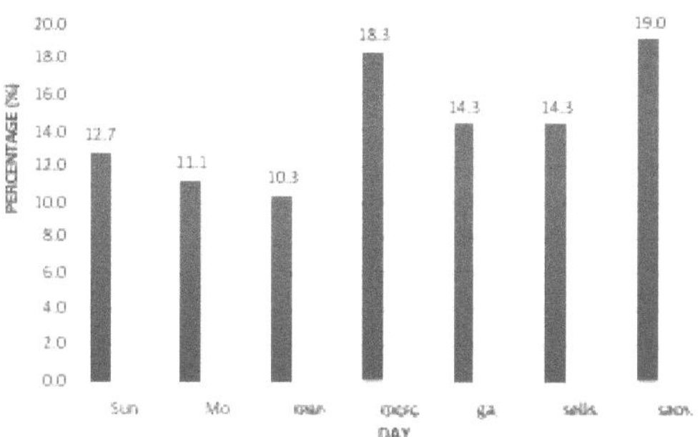

Figura 13: Repartição por dia da semana

3.1.4. Repartição por hora do óbito :

45,2% das electrocussões ocorreram durante a tarde, entre as 12 e as 18 horas. O período menos afetado foi o da meia-noite às seis da manhã, com uma percentagem de 2,4% (Figura 14).

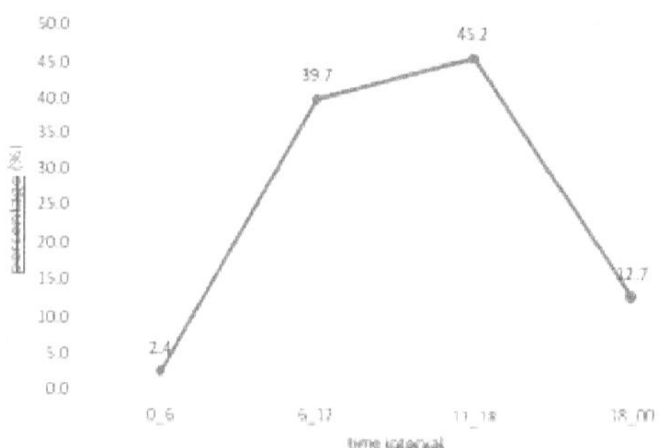

Figura 14: Repartição por hora de ocorrência

3.2. Repartição por local de morte :

46,8% das electrocussões ocorreram em casa, 34,1% no local de trabalho e apenas 19% na via pública (Figura 15).

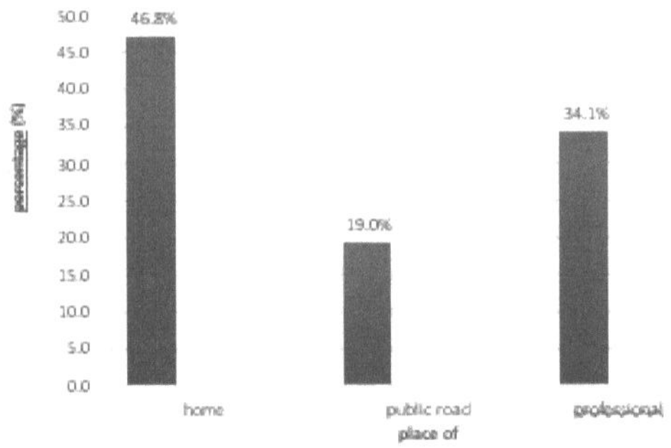

Figura 15: Repartição por local de ocorrência

3.3. Distribuição de acordo com as condições de humidade :

71,4% das electrocussões ocorreram em condições secas e 28,6% em condições húmidas (Figura 16).

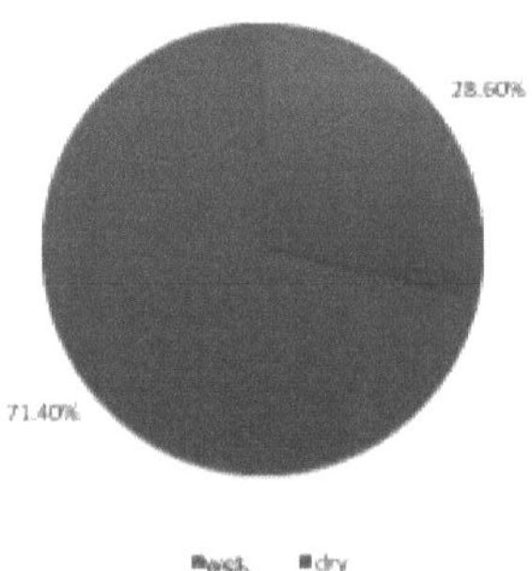

Figura 16: Repartição por ambiente

3.4. Distribuição de acordo com a natureza da corrente eléctrica :

A corrente de alta tensão foi responsável por 52,5% das electrocussões (66 casos), enquanto a de baixa tensão esteve envolvida em 47,6%. (Figura 17).

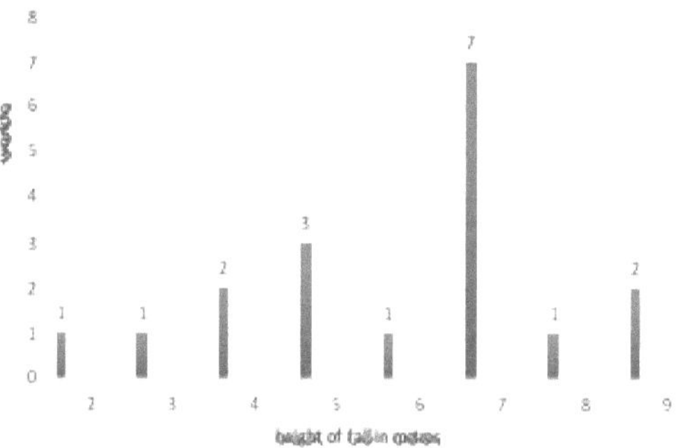

Figura 18: Repartição por altura da queda

3.6. Repartição por agente envolvido :

A maioria das electrocussões foi causada por um cabo desencapado (64,3%). 31 vítimas foram electrocutadas por um equipamento elétrico defeituoso (24,6%). As restantes vítimas foram electrocutadas por contacto com uma tomada eléctrica (Figura 19).

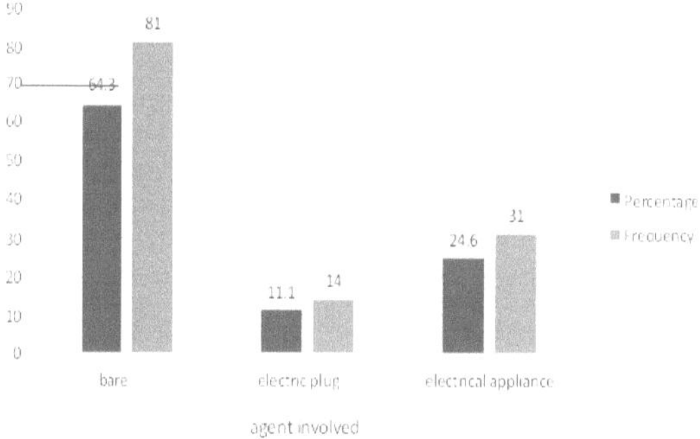

Figura 19: Repartição por agente envolvido

3.7. Repartição por sexo e local de eletrocussão :

Todas as mulheres tinham sido electrocutadas em casa. No entanto, todas as electrocussões que ocorreram na via pública e no local de trabalho envolveram exclusivamente vítimas do sexo masculino. Encontrámos uma relação significativa entre o sexo da vítima e o local de eletrocussão (p = 0,001). (Figura 20).

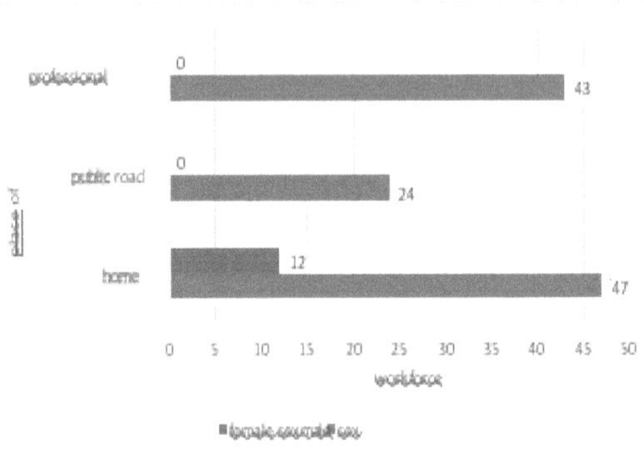

Figura 20: Repartição por género e local de ocorrência

3.8. Distribuição segundo a idade e o local de eletrocussão :

Os grupos etários extremos (<10 anos e >69 anos) foram todos electrocutados em casa. As electrocussões profissionais começaram a surgir a partir dos 18 anos e a sua frequência aumentou progressivamente com a idade, atingindo um máximo de 11 electrocussões profissionais entre os 50 e os 59 anos. As electrocussões de rua predominaram entre os jovens com idades compreendidas entre os 20 e os 39 anos, com um total de 16 casos (66,7%). Encontrámos uma relação significativa entre a idade e o local onde ocorreu a eletrocussão (p=0,01). (Figura 21).

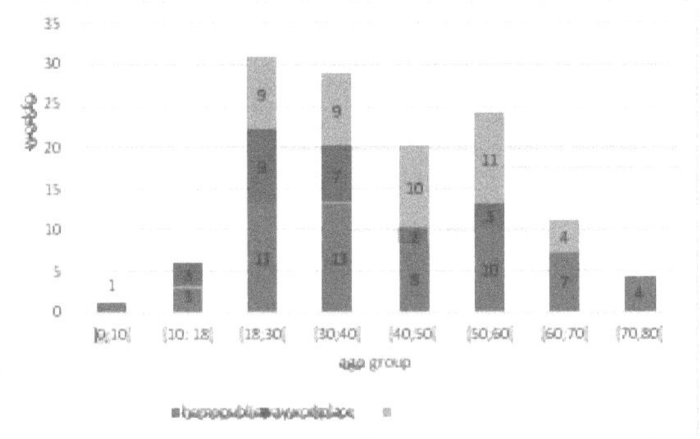

Figura 21: Repartição por idade e local de ocorrência

3.9. Repartição por profissão e local de ocorrência :

As lesões eléctricas profissionais fatais foram predominantes nos trabalhadores manuais (81,4%). A maioria dos trabalhadores de instalações eléctricas foi electrocutada no local de trabalho (87,5%). Entre as vítimas não ocupacionais, a eletrocussão ocorreu mais frequentemente em casa (66,7%). Encontrámos uma relação significativa entre a profissão e o local de eletrocussão (p= 0,000014). (Figura 22).

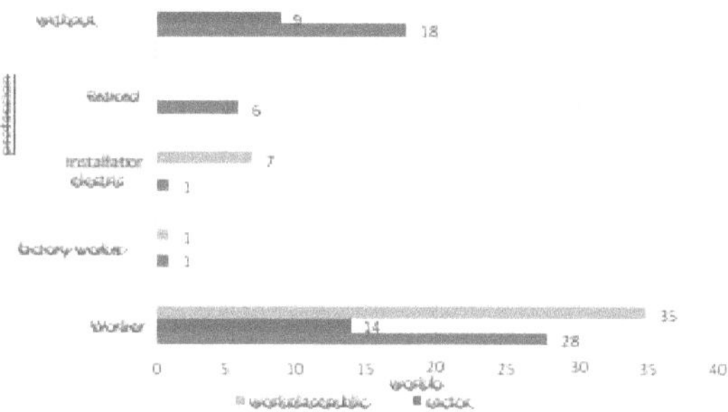

Figura 22: Repartição por profissão e local de ocorrência

3.10. Repartição por tipo de corrente eléctrica e local de eletrocussão :

As electrocussões de baixa tensão ocorreram em casa em 68,3% dos casos. 60,5% das electrocussões que ocorreram no local de trabalho foram provocadas por uma corrente de alta tensão. Encontrámos uma relação significativa entre o tipo de corrente e o local da eletrocussão (p=0,00001) (Tabela 6).

Quadro VI: Repartição por corrente eléctrica e local de ocorrência

	Início	Estradas públicas	Ambiente profissional
Corrente de alta tensão	18	22	26
Corrente de baixa tensão	41	2	17
Total	59	24	43

3.11. Distribuição de acordo com o agente envolvido e o local da eletrocussao :

Os cabos desencapados foram a causa de morte em todos os casos de eletrocussão na via pública. A maioria das lesões eléctricas fatais envolvendo fichas ocorreu em casa (92,9%). Verificou-se uma relação significativa entre o agente envolvido e o local de eletrocussão (p=0,000015) (Figura 23).

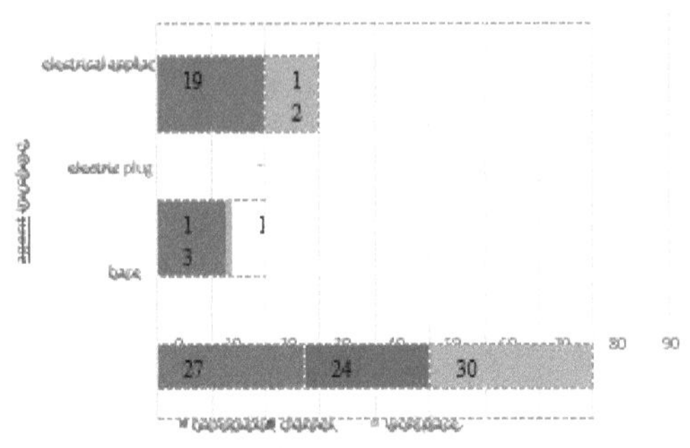

Figura 23: Repartição por agente causal e local de ocorrência

As relações entre o local da eletrocussão e os vários parâmetros (sexo, profissão, natureza da corrente e agente causal) e os valores estatísticos estão resumidos no quadro 7.

Quadro VII: Relação entre o local de eletrocussão e vários parâmetros

	Lieu de l'électrocution			Valeur de P
	Travail	Domicile	Voie publique	
Genre				
Homme	43	47	24	0,001
Femme	0	12	0	
Profession				
Ouvrier	35	28	14	
Installation électrique	7	1	0	
Sans profession	0	18	9	0,000014
Retraité	0	6	0	
Travailleur d'usine	1	1	0	
Nature du courant				
Haute tension	26	18	22	0,00001
Basse tension	17	41	2	
L'agent causal				
Câble nu	30	27	24	
Appareil défectueux	12	19	0	0,000015
Prise électrique	13	1	0	

3.12. Repartição por agente envolvido e género :

Quase todas as vítimas electrocutadas por cabos nus eram homens (98,8%). As mulheres foram electrocutadas por uma tomada eléctrica em 58,3% dos casos. O agente envolvido variou significativamente de acordo com o género (p<0,00001) (Figura 24).

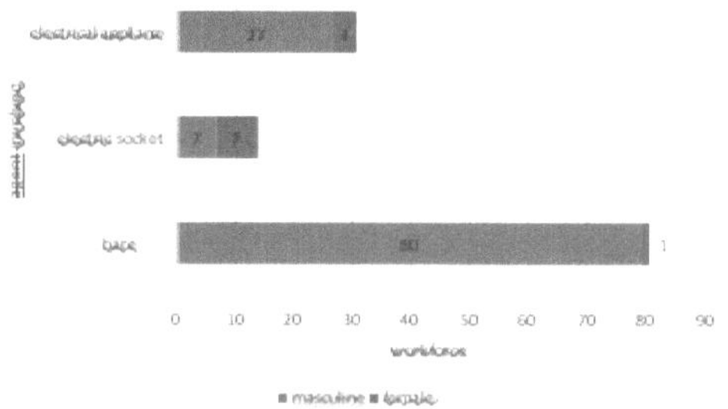

Figura 24: Repartição por agente envolvido e género

3.13. Repartição por agente e grupo etário :

A eletrocussão por um cabo nu foi frequentemente observada em todos os grupos etários, com exceção dos mais velhos. A única vítima com menos de 10 anos foi electrocutada por contacto com uma tomada eléctrica. Para as 4 vítimas com mais de 69 anos, o agente causal da eletrocussão foi um aparelho elétrico defeituoso em 3 casos e uma tomada eléctrica em apenas um caso. Não encontrámos uma relação significativa entre o agente causal e a idade (p=0,08). (Figura 25)

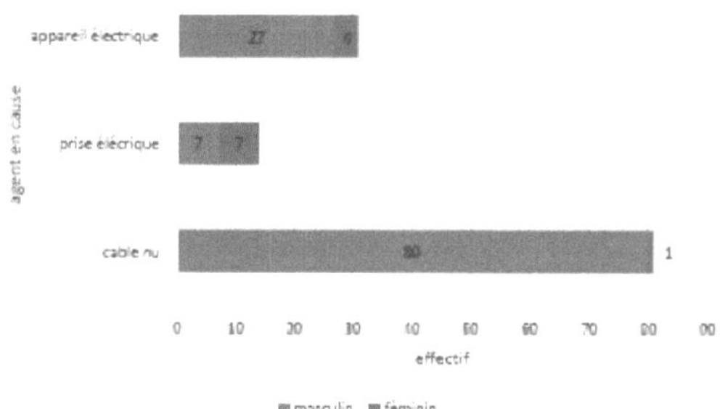

Figura 25: Repartição por agente envolvido e idade

4.Suporte :

4.1 Repartição por tempo de sobrevivência :

79,4% das vítimas morreram nas primeiras 24 horas após a eletrocussão (100 vítimas).
Apenas 26 vítimas sobreviveram para além das 24 horas (20,6%) (Figura 26).

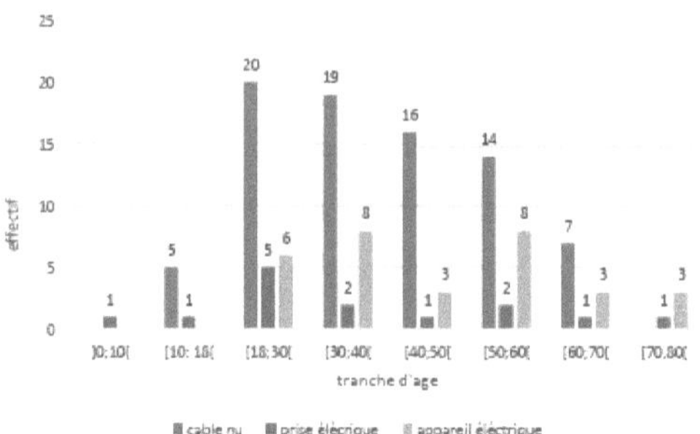

Figura 26: Repartição por tempo de sobrevivência

4.2. Repartição por modo de entrega :

Nenhuma vítima foi transportada pelo serviço médico de emergência. (SAMU). Apenas uma vítima foi transportada por uma ambulância não pertencente ao tipo B. A maioria das vítimas foi transportada pela proteção civil (83,3%). As restantes vítimas (15,9%) foram transportadas pelos seus próprios meios. (Tabela 8).

Quadro VIII: Repartição por modo de transporte

	Trabalhadores	Percentagem
Média limpa	20	15,9%
Proteção civil	105	83,3%
Ambulância tipo B	1	0,8%
SAMU	0	0%
TOTAL	126	100%

4.3. Repartição por tipo de cuidados :

62,7% das vítimas morreram no local e não receberam qualquer tratamento médico (79 casos). Apenas uma vítima recebeu tratamento no local do acidente. As restantes vítimas (46 casos) receberam tratamento hospitalar (Tabela 9).

Quadro IX: Repartição por tipo de cuidados prestados

	Trabalhadores	Percentagem
Sem cuidados	79	62,7%
Cuidados no local	1	0,8%
Cuidados hospitalares	46	36,5%
Total	126	100%

4.4. Repartição por tipo de corrente eléctrica e tempo de sobrevivência :

93,3% das vítimas electrocutadas por uma corrente de baixa tensão morreram nas primeiras 24 horas (56 casos). 84,6% das vítimas que sobreviveram para além das 24 horas tinham sido electrocutadas com uma corrente de alta tensão (n=22). O tempo de sobrevivência variou significativamente de acordo com o tipo de corrente eléctrica (p=0,0003). (Tabela 10)

Quadro X: Repartição por tipo de corrente e tempo de sobrevivência

	Alta tensão	Baixa tensão	Total
Sobrevivência inferior a 24 horas	44	56	100
Sobrevivência durante 24 horas	22	4	26
Total	66	60	126

4.5. Distribuição segundo os cuidados prestados e o tempo de sobrevivência :

56,5% das vítimas que receberam cuidados médicos no hospital sobreviveram para além das 24 horas (n=26). Todas as vítimas que não receberam cuidados médicos morreram nas primeiras 24 horas (n=79). O tempo de sobrevivência variou significativamente com os cuidados prestados (p<0,000001). (Tabela 11)

Tabela XI: Distribuição de acordo com os cuidados prestados e o tempo de sobrevivência

	Não cuidados	Cuidados a ter lugar	Cuidados para o hospital	Total
Sobrevivência inferior a 24 horas	79	1	20	100
Sobrevivência durante 24 horas	0	0	26	26
Total	79	1	46	126

4.6. Distribuição em função do tempo de sobrevivência e da humidade :

94,4% das vítimas electrocutadas em ambiente húmido sobreviveram menos de 24 horas (34 casos). 92,3% das vítimas que sobreviveram para além das 24 horas foram electrocutadas em ambiente seco (24 casos). O tempo de sobrevivência variou significativamente com a humidade (p=0,005). (Figura 27)

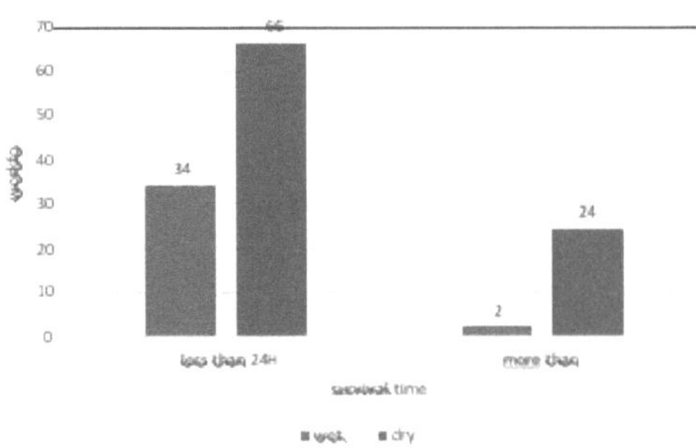

Figura 27: Distribuição de acordo com o tempo de sobrevivência e a humidade

4.7. Repartição por tempo de sobrevivência e agente envolvido :

Todas as vítimas electrocutadas por um aparelho elétrico defeituoso morreram nas primeiras 24 horas (31 casos). Apenas uma vítima electrocutada por contacto com uma tomada eléctrica sobreviveu para além das 24 horas. 96,2% das vítimas que sobreviveram para além das 24 horas foram electrocutadas por um cabo nu (25 casos). O tempo de sobrevivência variou significativamente de acordo com o agente causal (p=0,001). (Tabela 12)

Tabela XII: Distribuição por tempo de sobrevivência e agente causador

	Cabo nu	Tomada eléctrica	Aparelho elétrico	Total
Sobrevivência inferior a 24 horas	56	13	31	100
Sobrevivência durante 24 horas	25	1	0	26
Total	81	14	31	126

As relações entre o tempo de sobrevivência e os vários parâmetros (tipo de corrente, tratamento administrado, condição de humidade e agente causal) e os valores estatísticos estão resumidos na Tabela 13.

Tabela XIII: Distribuição de acordo com o tempo de sobrevivência e diferentes parâmetros

	Délai de survie		Valeur de p
	Moins de 24h	Plus de 24h	
Nature du courant			
Haute tension	44	22	p=0,0003
Basse tension	56	4	
Soins administrés			
Pas de soin	79	0	
Soins sur place	1	0	p<0,000001
Soins à l'hôpital	20	26	
Agent en cause			
Câble nu	56	25	
Appareil électrique	31	0	p=0,001
Prise électrique	13	1	
Condition d'humidité			
Sec	66	24	p=0.005
Humide	34	2	

1. Achados tanatológicos :

1.1. Repartição por marca eléctrica :

1.1.1. Repartição das marcas eléctricas por tipo :

90 vítimas apresentavam marcas eléctricas (71,4%). Estas marcas eléctricas eram apenas uma porta de entrada em 43 vítimas (34,1%) e apenas uma porta de saída em 10 vítimas (7,9%). A combinação de uma porta de entrada e de uma porta de saída foi observada em 37 vítimas (29,4%). (Tabela 14)

Quadro XIV: Repartição das marcas eléctricas por tipo

	Trabalhadores	Percentagem
Sem marcas	36	28,6%
Apenas a porta de entrada	43	34,1%
Apenas porta de saída	10	7,9%
Porta de entrada + porta de saída	37	29,4%
Total	126	100%

1.1.2. Repartição por número de marcas eléctricas :

O número médio de marcas de electrodomésticos foi de 2,74, com um máximo de 10 e um mínimo de uma. A Figura 27 mostra a distribuição dos casos de acordo com o número de marcas de electrodomésticos.

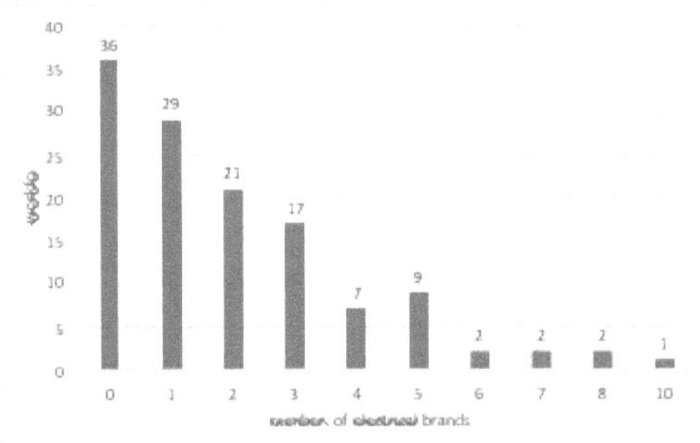

Figura 28: Repartição por número de marcas eléctricas

1.1.3. Repartição das marcas eléctricas por localização :

A maioria das marcas eléctricas foi encontrada em ambos os membros superiores (65,8%), com predominância no membro superior esquerdo (35,5%). 32,2% tinham marcas eléctricas em ambos os membros inferiores, com predominância no membro inferior direito (18,7%). Não observámos marcas eléctricas na cabeça ou no pescoço das vítimas. (Tabela 15)

Tabela XV: Distribuição das marcas eléctricas por localização

Marca eléctrica	Trabalhadores	Percentagem
Membro superior esquerdo	55	35,5%
Membro superior direito	47	30,3%
Membro inferior direito	29	18,7%
Membro inferior esquerdo	21	13,5%
Tórax	2	1,3%
Abdómen	1	0,7%
Cabeça e pescoço	0	0%
TOTAL	155	100%

1.1.4. Repartição por localização da porta da frente :

O membro superior esquerdo foi o único local do portal de entrada em 39 vítimas, seguido pelo membro superior direito (29 casos). Em 10 casos, ambos os membros superiores tinham um local de entrada. Apenas duas vítimas tinham outros locais de entrada. Uma foi no membro inferior esquerdo e a outra no tórax (Figura 28).

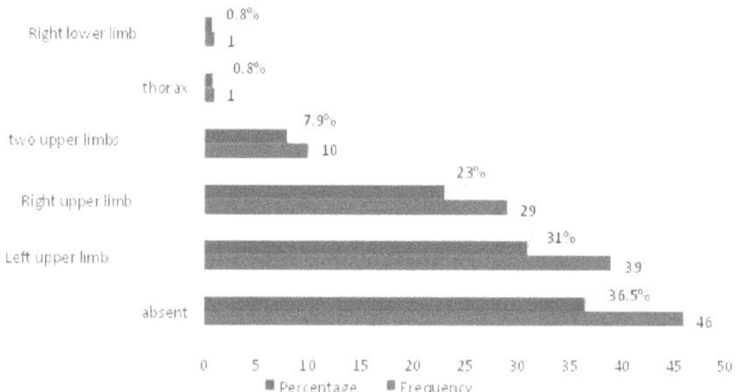

Figura 28: Repartição por localização da porta de entrada

1.1.5. Repartição por localização da porta de saída :

O membro inferior direito foi o local de entrada mais frequente (28 casos), seguido do membro inferior esquerdo (19 casos). (Figura 29).

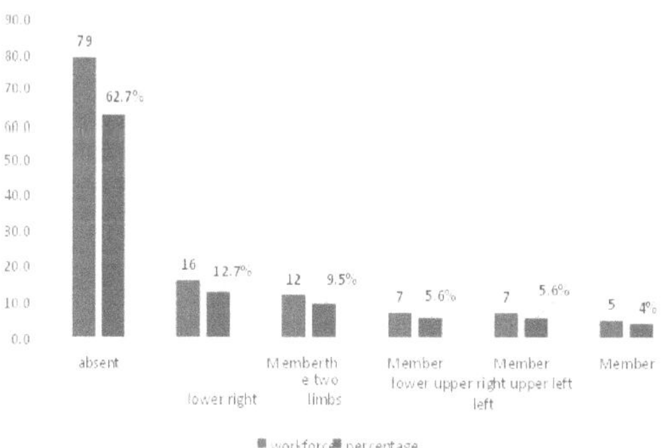

Figura 29: Distribuição por localização da porta de saída

1.1.6. Repartição por dimensão das marcas eléctricas :

47,8% das marcas eléctricas tinham entre um e cinco centímetros de tamanho. As grandes marcas eléctricas (maiores que cinco centímetros) estavam presentes em 12,2% dos casos. As marcas eléctricas sub-centimétricas estavam presentes em 40% dos casos. (Figura 30)

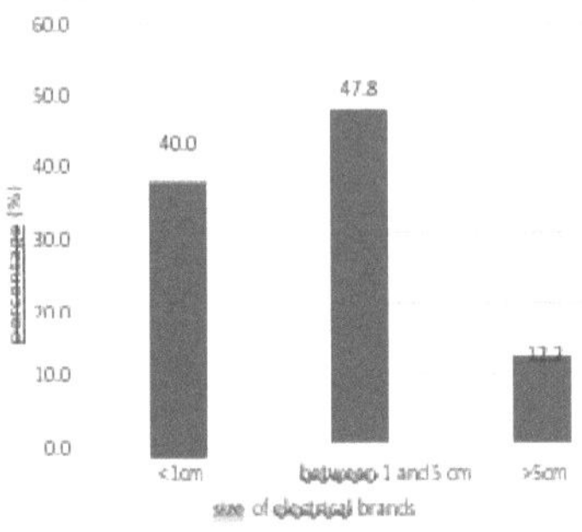

Figura 30: Distribuição de acordo com o assento da porta de saída

1.2. Distribuição de acordo com a presença ou ausência de uma síndrome de asfixia :

A síndrome de asfixia esteve presente em 75,4% das vítimas. Foi representado por edema pulmonar em 75,4% das vítimas, edema cerebral em 73% e congestão polivisceral em 66,7%. (Figura 31)

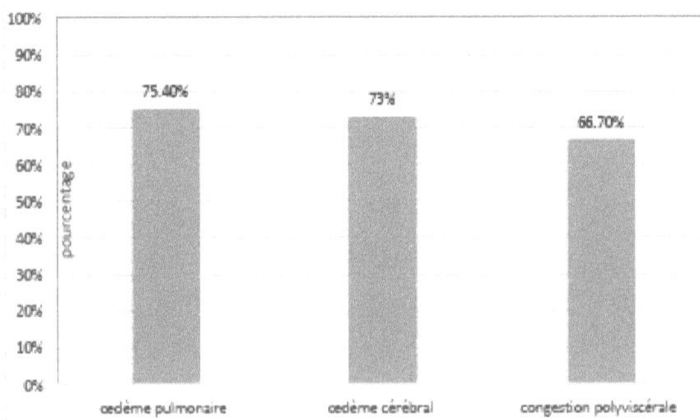

Figura 31: Distribuição por sinais de autópsia da síndrome de asfixia

1.3. Distribuição de acordo com as lesões associadas à eletrocussão :

Foram observadas lesões traumáticas em 44 vítimas (34,9%). 35 vítimas apresentavam lesões na cabeça. 21 vítimas sofreram traumatismo torácico. O traumatismo abdominal foi observado em 9 vítimas. Quatro vítimas sofreram traumatismo pélvico e seis vítimas sofreram traumatismo periférico. O politraumatismo foi observado em 11 casos. (Tabela 16)

Tabela XVI: Repartição por trauma associado

	Trabalhadores	Percentagem
Traumatismo craniano	35	27,8%
Lesão do couro cabeludo	35	27,8%
Hematoma subdural	11	8,7%
Hematoma intracerebral	5	4%
Hemorragia meníngea	8	6,3%
Fratura dos ossos do crânio	8	6,3%
Traumatismo torácico	21	16,7%
Fratura de costelas	18	14,3%
Lesões pulmonares	6	4,8%
Lesões cardíacas	2	1,6%
Traumatismo abdominal	9	7,1%
Lesões hepáticas	8	6,4%
Lesões esplénicas	1	0,8%
Danos nos rins	7	5,6%
Lesões pancreáticas	2	1,6%
Traumatismo da bacia	4	3,2%
Traumatismo periférico	6	4,8%
Traumatismos da coluna vertebral	6	4,8%
politraumatismo	11	8,7%

1.4. Repartição por queimaduras e lesões cutâneas :

43 vítimas sofreram queimaduras (34,1%). Destas, 14 casos apresentavam queimaduras de segundo grau (32,6% das queimaduras) e 29 casos apresentavam queimaduras de terceiro grau (67,4% das queimaduras). 4,8% das vítimas apresentavam lesões cutâneas do tipo "pele de crocodilo" (6 casos). 7,1% das vítimas apresentavam lesões de carbonização (9 casos). 3,2% das vítimas apresentavam arborização vascular (4 casos).

1.5. Exames post-mortem complementares :

1.5.1. Relatório toxicológico :

Em 45,2% dos casos (57 vítimas), foi recolhida uma amostra para exame toxicológico. Apenas uma vítima teve um relatório toxicológico positivo, com uma taxa de alcoolemia de 0,69g/l. Os resultados toxicológicos foram negativos em 8,7% dos casos e as restantes amostras (35,7%) não foram recolhidas.

1.5.2. Exame anatomopatológico :

Foi efectuado um exame anatomopatológico em 9,5% dos casos (12 vítimas). Apenas dois resultados foram recuperados. O primeiro dizia respeito a um fragmento de pele e apresentava alterações epidérmicas compatíveis com uma queimadura. A segunda amostra dizia respeito a fragmentos de órgãos e mostrava, no coração: um aspeto eosinofílico denso focal das células do miocárdio sem neutrófilos, indicando um sofrimento celular agudo; nos pulmões: hemorragia alveolar focal recente sem outras anomalias para além de um edema moderado não inflamatório. O cérebro congestivo, o cerebelo, o tronco, os tecidos pancreático, renal e esplénico não apresentavam anomalias significativas.

1.6. Desmembramento por mecanismo terminal de morte :

A causa final de morte foi a eletrocussão isolada em 68,3% dos casos. Em 19,8% dos casos, a morte foi secundária a choque sético que complicou queimaduras eléctricas extensas, profundas e superinfectadas em todas as vítimas que foram hospitalizadas. Em 11,9% dos casos, a causa final da morte foi a associação entre eletrocussão e traumatismo grave.

1.7. Repartição por forma médico-legal :

A forma acidental foi a mais frequente (97,6% dos casos). A forma forense foi suicida em apenas três vítimas. Não registámos nenhum homicídio secundário à eletrocussão. (Figura 32).

Figura 32: Repartição por forma médico-legal

A forma acidental foi dividida em quatro tipos: 47,6% das vítimas foram electrocutadas na sequência de um acidente doméstico, 34,1% na sequência de um acidente de trabalho, 14,3% na sequência de um acidente rodoviário e 1,6% dos casos foram electrocutados durante um roubo de cobre. (Figura 33).

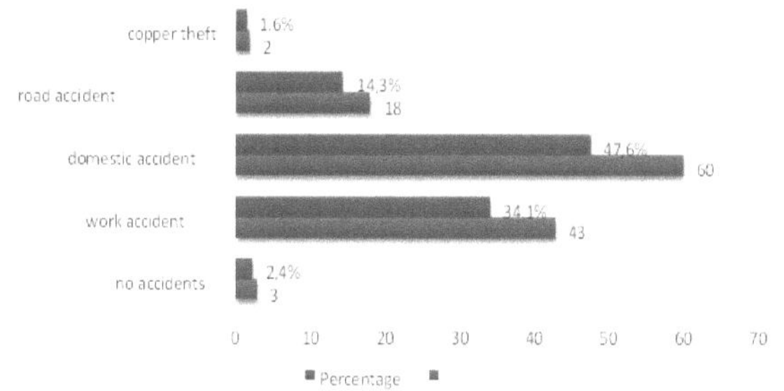

Figura 33: Repartição por tipo de acidente

1.8. Repartição por tipo de corrente e trauma associado

A corrente de alta tensão foi responsável por 61,4% das lesões associadas à eletrocussão (27 casos). 38,6% das lesões observadas foram causadas por eletrocussão com corrente de baixa tensão. A presença ou ausência de traumatismo não variou significativamente em função do tipo de corrente eléctrica (p=0,19). (Figura 34)

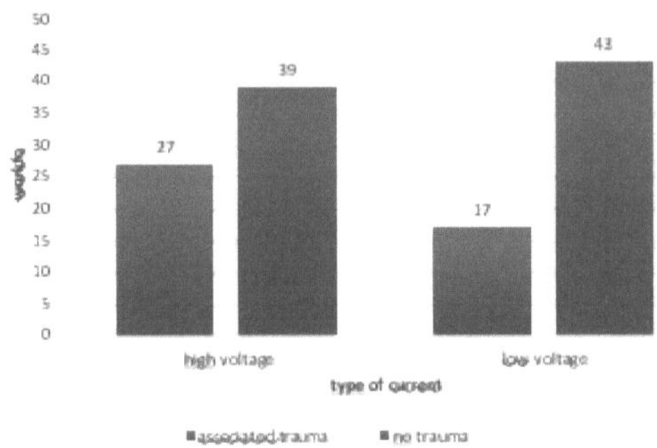

Figura 34: Repartição por tipo de trauma atual e associado

1.9. Repartição por tipo de corrente e marca eléctrica :

65,2% das vítimas de eletrocussão por corrente de alta tensão apresentavam marcas eléctricas (43 casos). As marcas eléctricas estavam presentes em 71,7% das vítimas de eletrocussão por uma corrente de baixa tensão. A presença ou ausência de marcas eléctricas não variou significativamente de acordo com o tipo de corrente eléctrica (p=0,43). (Figura 35)

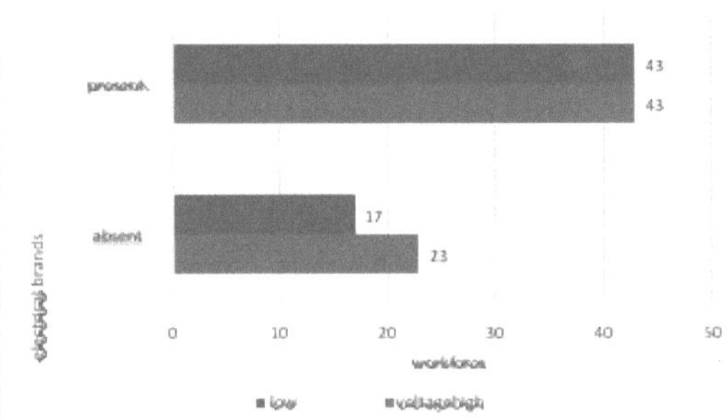

Figura 35: Repartição por tipo de corrente e marca eléctrica

1.10. Repartição por tipo de corrente e dimensão da marca eléctrica :

81,8% das vítimas com marcas eléctricas extensas (>5cm) tinham sido electrocutadas por uma corrente de alta tensão (9 casos). No entanto, 66,7% das vítimas com marcas eléctricas inferiores a um centímetro tinham sido electrocutadas por uma corrente de baixa tensão (24 casos). O tamanho das marcas eléctricas variou significativamente de acordo com o tipo de corrente (p=0,02) (Figura 36).

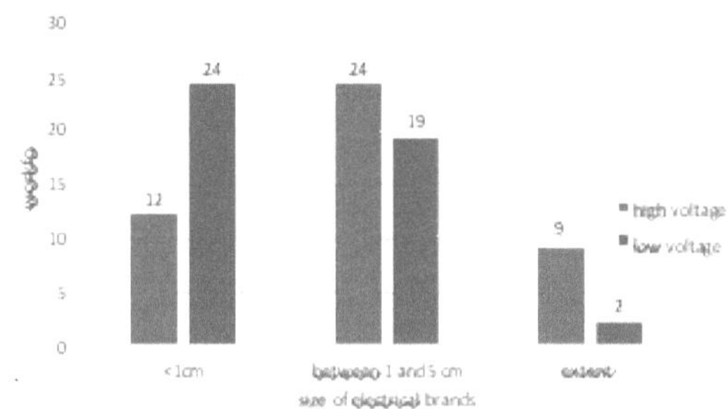

Figura 36: Repartição por tipo de corrente e dimensão da marca

Distribuição segundo a natureza da corrente e o mecanismo terminal da morte: 88% das vítimas que morreram de choque sético secundário a queimaduras eléctricas extensas (22 casos) e 86,7% das vítimas que morreram de eletrocussão associada a traumatismo grave (13 casos) tinham sido electrocutadas por uma corrente de alta tensão. 91,7% das vítimas electrocutadas por uma corrente de baixa tensão (55 casos) morreram por eletrocussão isolada. O mecanismo de morte variou significativamente de acordo com a natureza da corrente eléctrica (p=0,00005). (Figura 37)

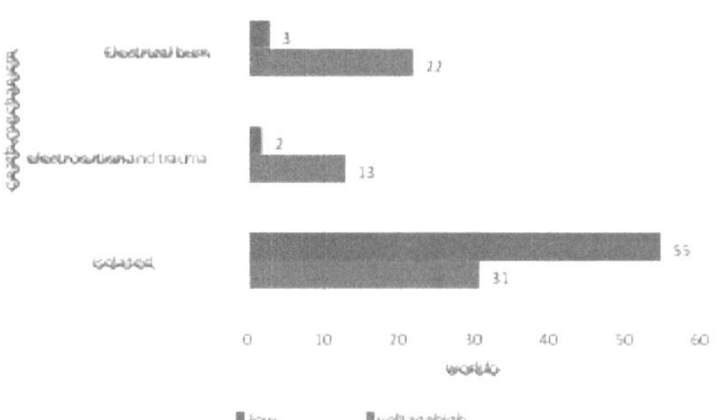

Figura 37: Repartição por tipo de corrente e mecanismo fatal

1.11. Repartição por tipo de forma atual e médico-legal :

Os três casos de suicídio que registámos foram electrocutados por uma corrente de alta tensão. Não encontrámos uma relação significativa entre a natureza da corrente e a forma forense (p=0,24). (Figura 38)

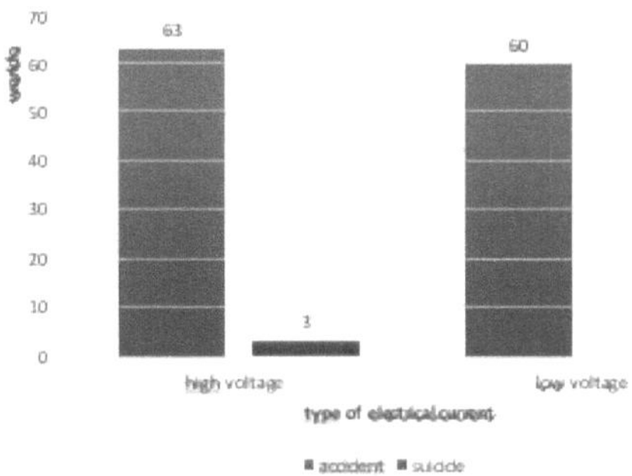

Figura 38: Repartição por tipo de forma atual e forense

88,9% das vítimas de um acidente rodoviário foram electrocutadas por uma corrente de alta tensão (16 casos). 68,3% das vítimas de acidentes domésticos foram electrocutadas por corrente de baixa tensão (41 casos). O contacto com uma corrente de alta tensão foi a causa de 60,5% das mortes em acidentes de trabalho. Os dois casos de eletrocussão na sequência de roubo de cobre foram causados por corrente de alta tensão. Encontrámos uma relação significativa entre a natureza da corrente e o tipo de acidente (p=0,000008). (Figura 39).

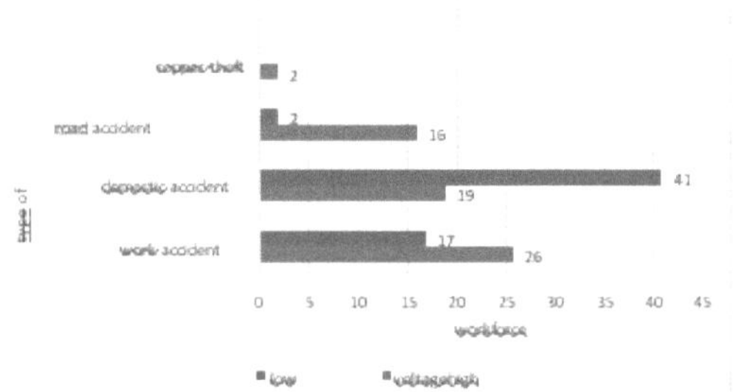

Figura 39: Repartição por tipo de corrente e tipo de acidente

O nosso estudo centrou-se nas mortes por eletrocussão autopsiadas no departamento de medicina legal do Hospital Charles Nicole em Tunes durante um período de quatro anos, de 1er janeiro de 2019 a 31 de dezembro de 2022. A nossa amostra foi constituída por 126 casos. A eletrocussão foi observada com mais frequência em homens do que em mulheres, com uma proporção de sexo igual a 9,5. A idade média foi de 39,68 anos, com extremos de 8 meses e 77 anos. O grupo etário mais afetado foi o dos 18 aos 39 anos (47,6%). 61,1% das pessoas electrocutadas eram operários. As electrocussões ocorreram mais frequentemente durante a tarde, das 12 às 18 horas (45,2%), aos sábados (19%), durante a época de verão (44%) e na Grande Tunes (80,1%): 47,6% de acidentes domésticos, 34,1% de acidentes de trabalho, 14,3% de acidentes rodoviários e 1,6% de casos de eletrocussão na sequência de uma tentativa de roubo de cobre. A corrente de alta tensão foi responsável por 52,5% das electrocussões. Em 64,3% dos casos, o agente causal foi um cabo desencapado. A maioria das vítimas morreu nas primeiras 24 horas (79,4%). Nenhuma das vítimas foi transportada em ambulância. 62,7% das vítimas morreram no local e não receberam qualquer tratamento médico.

1. Interesse e limitações do estudo :

O objetivo deste estudo foi estabelecer um perfil epidemiológico específico, destacando a prevalência de acidentes eléctricos relacionados com o trabalho entre os jovens (1.° acidente de trabalho aos 18 anos), o que poderá ser um fator determinante para a implementação de medidas de prevenção específicas.

O nosso estudo apresentou limitações relacionadas com a natureza retrospetiva da recolha de dados, representada essencialmente por :

- A existência de dados em falta relativos ao tratamento médico das vítimas que inicialmente sobreviveram.

- Faltavam alguns resultados das amostras toxicológicas e anatomopatológicas

Os pontos fortes do nosso estudo foram :
- O carácter exaustivo da amostra, que pode ser considerada representativa do Norte da Tunísia (incluindo todas as províncias do Norte da Tunísia, com exceção de Nabeul e Bizerte).

- A dimensão da amostra foi satisfatória.

2. Estudo epidemiológico :

2.1. Prevalência de electrocussões :

No nosso estudo, a taxa média de eletrocussão foi de 0,74/100 000 habitantes. Esta taxa foi próxima da do estudo realizado no nosso departamento em 2017 (0,6/100 000 habitantes)(9) e ligeiramente inferior à observada em Kairouan em 2020 (0,94/100 000 habitantes).
/100.000 habitantes)(10). Este resultado foi provavelmente associado à falta de cumprimento das medidas de segurança no local de trabalho no centro da Tunísia, em comparação com o norte da Tunísia. Esta taxa foi superior à registada em estudos internacionais: 0,53/100.000 habitantes na Alemanha, 0,52 na Austrália, 0,5 nos Estados Unidos e 0,49 no Japão (12). Isto pode ser explicado pela idade muito jovem da nossa população, pelo incumprimento ou desconhecimento das medidas gerais de segurança no manuseamento de cabos eléctricos e pela falta de inspeção e manutenção do equipamento elétrico.

2.2. Perfil das vítimas :

2.2.1. Repartição por idade :

No nosso estudo, a idade média dos electrocutados foi de 39,68 anos, variando entre os 8 meses e os 77 anos de idade. 47,6% dos casos tinham idades compreendidas entre os 18 e os 39 anos. Os nossos resultados poderão ser explicados pela juventude da população ativa, bem como pela falta de experiência profissional dos jovens, o que leva a um comportamento de risco mais elevado nesta faixa etária. Encontrámos um segundo pico de 19% entre as vítimas com idades compreendidas entre os 50 e os 60 anos. Este resultado pode ser explicado pela falta de vigilância e de concentração destas vítimas, que são mais velhas e ainda trabalham.As crianças não foram poupadas no nosso estudo. Elas representam 5,6% das vítimas (7 casos). Todas eram do sexo masculino. Todos os casos foram acidentais, não tendo sido encontrado na nossa série nenhum caso de suicídio por eletrocussão em crianças. Esta taxa foi inferior à do estudo realizado em Tunes em 2017 (9), que representou 13%. Isto pode ser explicado pelo facto de o nosso estudo ter incluído apenas nove províncias no norte da Tunísia, em comparação com dez no outro estudo. Na Austrália, as crianças representaram 11% das vítimas de eletrocussão. O estudo concluiu que o fácil acesso das crianças a equipamentos defeituosos no ambiente doméstico era a causa mais comum de eletrocussão. As crianças mais velhas são mais susceptíveis de sofrer eletrocussão acidental ao adoptarem comportamentos de risco ou em situações de trabalho. O autor também deduziu que o suicídio por eletrocussão é um método raro de autodestruição em crianças. De facto, a eletrocussão suicida representou apenas 2% de todos os suicídios infantis (13). A predominância da idade jovem também foi observada noutras séries tunisinas e estrangeiras, como ilustrado no quadro 17.

Quadro XVII: Repartição por faixa etária e estudos

Local de		Ano	deTranche	
	o estudo	o estudo	afetado	
O nosso estudo	Tunísia	2024	39,	6818-39
Estudos Tunísia(9)		2017	31,9	20-39
nacional	Kairouan(10)	2020	30	26-30
	Bangladesh(1 4)	2011	-	21-30
	China(15)	2010	31,77	-
	Índia(2)	2022	-	20-30
Estudos	França (16)	2015	34	25-44
internacional	Estados Unidos (17)	2014	35,2	25-34
	Suécia(18)	2006	38	-
	Bulgária(19)	2010	35,25	-
	Quebeque (20)	2001	35	-

2.2.2. Repartição por género :

De acordo com o nosso estudo, 90% das vítimas eram do sexo masculino. A predominância do sexo masculino foi verificada noutros estudos nacionais e internacionais, como se pode ver na Tabela 16. O predomínio do sexo masculino poderá ser explicado pelo facto de os homens estarem mais expostos a fontes de corrente eléctrica do que as mulheres (acidentes de trabalho, acidentes domésticos ligados a actividades de bricolage e manutenção eléctrica, que são frequentemente realizadas por homens, e acidentes na via pública ligados a comportamentos de risco, que são mais marcados nos homens)(21).

Tabela XVIII: Repartição das vítimas por género e escolaridade

	Ano de o estudo	Homens	Mulheres
O nosso estudoTunis	2024	90%	10%
EstudosTunis (9)	2017	88,1%	11,9%
nacionalKairouan (10)	2020	91%	9%
Bangladesh (14)	2011	88,48%	11,52%
China (15)	2010	87,33%	12,67%
Índia (2)	2022	94,36%	5,63%
EstudosIrão (22)	2006	94.6%	5,4%
internacionalFrança (16)	2015	87%	13%
África do Sul (23)	2018	82,1%	17,9%
Bulgária (19)	2010	74.07%	25,93%
Quebeque (20)	2001	96,77%	3,23%

2.2.3. Discriminação geográfica :

De acordo com o nosso estudo, 71,4% das vítimas eram de origem urbana. Esta predominância foi também observada noutras séries tunisinas. De facto, 88% das pessoas electrocutadas eram de origem urbana no norte da Tunísia em 2017 e 65% em Kairouan em 2020 [10,11]. Essa predominância foi observada na literatura, conforme descrito no estudo realizado na Suécia em 2006, na África do Sul em 2018 e no Canadá em 2016 [24]. Esta constatação poderia ser explicada pela elevada concentração da rede industrial e pelo aumento da utilização de aparelhos eléctricos domésticos nas zonas urbanas (23),(18). No entanto, um estudo realizado no Bangladesh concluiu que a taxa de mortalidade nas zonas rurais era seis vezes superior à das zonas urbanas. Segundo o autor, isto reflecte a rápida expansão das ligações eléctricas e a sua maior utilização nas zonas rurais(25).

2.2.4. Repartição por profissão da vítima :

Na nossa série, as vítimas mais afectadas pertenciam à classe operária. Esta predominância foi constatada em estudos nacionais: em Kairouan, 57,4% das vítimas eram trabalhadores manuais e trabalhadores da instalação e manutenção eléctrica, e em Tunes, em 2017, 74,3% das vítimas trabalhavam como trabalhadores manuais, pedreiros ou electricistas. A nível internacional, um estudo realizado na Turquia mostrou que a maioria das vítimas de acidentes de trabalho eram trabalhadores da construção civil e electricistas, com percentagens de 21% e 19%, respetivamente (21). Outro estudo realizado na Suécia revelou que 46% dos trabalhadores que morreram por eletrocussão eram electricistas (18). Nos Estados Unidos, e mais especificamente no Alabama, as categorias profissionais mais afectadas pela eletrocussão foram os electricistas (18,5%) e os trabalhadores manuais (14,8%) (26).

De acordo com estes estudos, o que pode favorecer os acidentes de trabalho eléctricos é o aumento do número de horas de trabalho, o que leva à fadiga e à falta de precaução. Referem também a falta de medidas preventivas nos estaleiros, a inexperiência dos trabalhadores sazonais, o grande número de ferramentas eléctricas utilizadas e o desgaste dos equipamentos nestas profissões (18),(21),(26). Um estudo realizado na China revelou que os soldadores, os construtores e os decoradores pareciam ser mais vulneráveis a lesões eléctricas e apresentavam um maior número de mortes. O autor explicou que esta tendência pode ser atribuída ao facto de um maior número de trabalhadores exercer estas profissões em condições menos favoráveis, frequentemente em pequenas empresas privadas (15).

2.3. Circunstâncias da eletrocussão :

2.3.1. Repartição por estação e por mês :

De acordo com estudos nacionais realizados em Tunes em 2017 (9) e em Kairouan em 2020 (10), a maioria das electrocussões na nossa série ocorreu durante a época de verão (44%). A nível internacional, os mesmos resultados foram encontrados na Turquia (58% das electrocussões ocorreram no verão) (21), na Bulgária (60% das electrocussões) (27), na Índia (33% das electrocussões) (28), (29) e nos Estados Unidos (29).Estados Unidos (26). Esta constatação foi explicada pelos autores por: o aumento do número de construções neste período (21), (26), a pressão para concluir os trabalhos antes do inverno (o trabalho diminui devido às condições meteorológicas). O calor e os dias de trabalho mais longos também podem ser factores contribuintes (24). Estudos sugerem que o aumento da transpiração no verão reduz a resistência da pele, levando a um aumento do número de electrocussões(28),(29).

2.3.2. Repartição por hora do dia :

De acordo com os nossos resultados, as electrocussões ocorrem mais frequentemente durante a tarde, entre as 12 e as 18 horas (45,2%). Este pico foi registado em Kairouan (46,3%) (10). Este facto poderia ser explicado pela falta de vigilância dos trabalhadores ao fim da manhã e pela maior utilização da eletricidade a esta hora do dia. Um estudo realizado na Índia revelou que todos os casos de eletrocussão foram comunicados durante o horário de trabalho. Segundo o autor, isto mostra que as mortes por eletrocussão são proporcionais à utilização de fontes eléctricas (29).

2.3.3. Repartição por local de eletrocussão :

Na nossa série, a maioria das electrocussões ocorreu em casa. (46,8%). A taxa de eletrocussão no local de trabalho também foi elevada (34,1%). O local de eletrocussão variou significativamente de acordo com a ocupação das vítimas (p =0,000014). Os dois estudos de âmbito nacional mostraram que a eletrocussão era predominantemente profissional (9),(10). Estas taxas elevadas de acidentes de trabalho podem ser explicadas por uma manutenção negligente do equipamento, pela falta de formação e de sensibilização para a segurança no trabalho e pelo não cumprimento das instruções de segurança. A nível internacional, os resultados foram muito variáveis e diferiram de país para país. Um estudo realizado na Turquia encontrou uma predominância de electrocussões no local de trabalho com uma percentagem de 71%. O autor relacionou este resultado com a aceleração de novos estaleiros de construção e de novas indústrias na Turquia durante este período. Esta aceleração foi acompanhada por um maior número de acidentes de trabalho devido à ausência de medidas preventivas para os trabalhadores, a maioria dos quais inexperientes (21). O número máximo de electrocussões profissionais no nosso estudo ocorreu entre os 50 e os 59 anos (11 casos). De facto, a idade avançada pode ser considerada um fator de concentração (30). Todas as mulheres do nosso estudo foram electrocutadas em casa. Encontrámos uma relação significativa entre o sexo da vítima e o local de eletrocussão (p= 0,001). As faixas etárias extremas (<10 anos e >69 anos) foram todas electrocutadas em casa. Um estudo realizado na Índia mostrou que 34,3% das lesões eléctricas fatais ocorreram em casa, e a maioria destes acidentes foi causada por aparelhos eléctricos domésticos defeituosos (28).

2.3.4. Repartição por tipo de corrente eléctrica :

As electrocussões de alta tensão foram mais frequentes do que as de baixa tensão na nossa série, com percentagens de 52,5% e 47,6%, respetivamente. A maioria das electrocussões de baixa tensão ocorreu em casa, em 68,3% dos casos, enquanto 60,5% das electrocussões ocorridas no local de trabalho foram causadas por uma corrente de alta tensão. causadas por uma corrente de alta tensão. Encontrámos uma relação significativa entre o tipo de corrente e o local de eletrocussão (p=0,00001). Além disso, o nosso estudo revelou uma relação significativa entre o tipo de corrente e o tipo de acidente, evidenciando uma prevalência de acidentes domésticos com corrente de baixa tensão, enquanto os acidentes ocorridos no local de trabalho ou em ambiente público estavam mais associados à corrente de alta tensão (p=0,000008). Os nossos resultados foram semelhantes aos da série tunisina. De facto, 63% dos casos foram associados a uma corrente de alta tensão em Tunes (9) e 66,7% das electrocussões em Kairouan (10). A nível internacional, os estudos efectuados revelaram resultados divergentes. Na África do Sul, um estudo mostrou que a corrente de baixa tensão era responsável por 72,2% das electrocussões (31). Outro estudo efectuado na Turquia revelou que 61% dos casos foram causados por corrente de baixa tensão (21). Um estudo realizado na Croácia também constatou que a eletrocussão por corrente de baixa tensão era predominante, com uma taxa de 75% (32). Por outro lado, outras séries encontraram uma predominância de electrocussões por corrente de alta tensão, como a realizada na Índia, com uma percentagem de 56,11% (14), e a realizada no Canadá, com uma taxa de 72% (24).

2.3.5. Repartição por agente causal :

A maioria das electrocussões foi causada por um cabo exposto (64,3%). As restantes vítimas foram electrocutadas por um aparelho elétrico defeituoso (24,6%) ou por contacto com uma tomada eléctrica (11,1%). Os estudos tunisinos não especificaram a natureza do agente causal nos seus resultados.

Por outro lado, estudos internacionais identificaram o agente responsável pela eletrocussão. Um estudo australiano concluiu que as linhas eléctricas aéreas eram o agente responsável pela eletrocussão de alta tensão. O contacto com fios sob tensão durante o trabalho, a utilização de extensões com fios desencapados ou de equipamentos eléctricos defeituosos e a reparação de máquinas eléctricas foram as causas de morte por corrente de baixa tensão (33). Um estudo indiano mostrou que a principal causa de eletrocussão eram os refrigeradores de ar (4,0%), seguidos dos acessórios de casa de banho em casa (2,1%) e dos fios desencapados no local de trabalho (4,4%). Os motores eléctricos de água também foram uma fonte frequente de eletrocussão (3,7%), assim como vários outros aparelhos eléctricos domésticos e postes de eletricidade. No entanto, em cerca de dois terços dos casos, a fonte não foi mencionada no relatório (34).

2.3.6. Distribuição de acordo com as condições de humidade :

A maioria das electrocussões ocorreu em ambiente seco (71,4%). O estudo realizado em Tunes em 2017 revelou que as electrocussões ocorreram num ambiente húmido em 18% dos casos. Este ambiente era representado principalmente por: banheira ou duche (12%), mãos molhadas (52%), chão molhado (18%), mãos e chão molhados (4%), roupa molhada (14%) (9). O estudo realizado em Kairouan mostrou uma predominância de electrocussões em ambiente húmido (64,8%) (10). A nível internacional, um estudo realizado na Austrália revelou que todos os homicídios e 23% dos suicídios foram cometidos num ambiente húmido (emergência de um aparelho elétrico num banho) (33). Outro estudo canadiano concluiu que 16% tinham uma resistência reduzida da pele devido à humidade das extremidades (20). No nosso estudo, verificámos que o tempo de sobrevivência variava significativamente com as condições de humidade (p=0,005). Esta situação é explicada na literatura pelo facto de a resistência da pele (que é a principal barreira à corrente eléctrica) ser um fator importante na determinação do fluxo de corrente e que esta resistência é influenciada pela humidade da pele. Trata-se, portanto, de um fator que aumenta o risco de morte por eletrocussão (33),(20)

2.4. Apoio :

2.4.1. Tempo de sobrevivência :

A maioria das vítimas morreu nas primeiras 24 horas após a eletrocussão (79,4%). Os nossos resultados são coerentes com os estudos tunisinos. De facto, 64,9% das mortes por eletrocussão em Tunes em 2017 e 74% em Kairouan ocorreram no local (9) (10). Este resultado foi semelhante em certas séries internacionais. No entanto, um estudo canadiano constatou que 92 % das vítimas de eletrocussão morreram no local ou à chegada ao hospital (20). Um estudo efectuado na China encontrou resultados semelhantes. De facto, 92,96% morreram à chegada ao hospital (15). Esta morte imediata foi explicada na literatura pelo facto de a eletrocussão poder levar à morte por causar assistolia, fibrilhação ventricular ou paragem respiratória, quer por contração tetânica dos músculos respiratórios, quer por lesões que afectam o controlo respiratório central. No entanto, a morte após 24 horas esteve relacionada com outras causas (20) (35) (36).Por outro lado, outras séries apresentaram taxas mais baixas, como a realizada na Turquia, onde a taxa de mortalidade in situ foi de 37,3% (35). Encontrámos uma relação significativa entre o tipo de corrente e o tempo de sobrevivência (p=0,0003). Quase todas as vítimas electrocutadas por uma corrente de baixa tensão morreram nas primeiras 24 horas (93,3%). Este facto evidenciou a gravidade da eletrificação de baixa tensão no prognóstico vital. Um estudo chinês relacionou esta constatação com o facto de a corrente de baixa tensão poder provocar diversas anomalias cardíacas, incluindo perturbações do ritmo cardíaco. A corrente de alta tensão, pelo contrário, provoca queimaduras que não provocam geralmente a morte imediata (15).

2.4.2. Modo de entrega :

Em nosso estudo, nenhuma vítima foi transportada pelo serviço de atendimento médico de urgência (SAMU). Apenas uma vítima foi transportada por meios não médicos (por ambulância tipo B). A maioria das vítimas foi transportada pela proteção civil (83,3%). O estudo efectuado em Kairouan obteve resultados semelhantes. Apenas 9,3% das vítimas foram transportadas pelo SAMU e 11,1% por uma ambulância de tipo B (10). Segundo a literatura, a intervenção de uma equipa médica do SAMU é indicada em todos os casos de eletrificação por corrente de alta tensão. Visita No caso de eletrificação por corrente de baixa tensão, o nível de atendimento médico varia de acordo com os sintomas observados. Se a pessoa apresentar um simples tremor sem perda de consciência, recomenda-se uma consulta rápida no local por um médico de serviço. Por outro lado, se se suspeitar de uma lesão grave desde a primeira chamada, a intervenção do Serviço Móvel de Urgência e Reanimação (SMUR) é sistemática (36). A reanimação deve ser efectuada rapidamente, em função do estado do doente. Por outro lado, embora a vítima possa parecer morta, foram registadas recuperações notáveis, pelo que devem ser empreendidos esforços de reanimação agressivos e prolongados (37). No Japão, chegaram a propor a utilização de helicópteros médicos em casos de eletrocussão como meio de transporte médico, uma vez que estas vítimas tinham mais probabilidades de serem reanimadas com êxito (38).

3. Estudo forense :

3.1. Achados tanatológicos :

3.1.1. Estudo das lesões cutâneas :

3.1.1.1. Marcas eléctricas :

As marcas eléctricas são o único sinal específico da passagem de eletricidade. Resultam do calor produzido pela corrente eléctrica através da epiderme e da derme, fenómeno conhecido como efeito Joule, combinado com a metalização devida à libertação electrolítica de iões metálicos do elétrodo. São representados principalmente pelos pontos de entrada e de saída da corrente. O ponto de entrada caracteriza-se por uma área central de necrose mosqueada ou esbranquiçada causada por espasmo arteriolar, ligeiramente deprimida e dura ao tato, enquanto o ponto de saída é geralmente uma área pequena e bem definida de necrose branca ou cinzenta, formando uma pequena ulceração. Em caso de exposição a uma corrente de alta tensão, a ulceração pode ser mais extensa. Por vezes, estas marcas podem ser ocultadas por dobras cutâneas, pêlos, calosidades nas mãos ou por outros tipos de queimaduras cutâneas, como as provocadas por um arco elétrico ou por um incêndio na roupa. A ausência de marcas eléctricas não elimina a eletrocussão. Segundo os autores, tal deve-se quer à baixa intensidade da corrente, quer à reduzida resistência da pele. pela humidade ou pela extensão da superfície da pele em contacto com a corrente (corpo emergido na água) (4), (12), (13), (39), (37).71,4% das vítimas da nossa série apresentavam marcas eléctricas. Estas marcas dividiam-se em ponto de entrada em 34,1% dos casos, ponto de saída em 7,9% e uma combinação de pontos de entrada e saída em 29,4% dos casos.Os estudos nacionais tinham encontrado resultados variáveis em relação à presença ou ausência de marcas eléctricas. As marcas eléctricas foram encontradas em apenas 47,6% dos casos em Tunis e em 79,6% dos casos em Kairouan (9,10). Por outro lado, os estudos internacionais constataram a presença de marcas eléctricas na maioria dos casos. Por exemplo, na Turquia, foram encontradas marcas eléctricas em 97% dos casos (21). Na Índia, foi observado um ponto de entrada em 91,6% dos casos (34). Um estudo realizado na Croácia encontrou marcas eléctricas em 79% dos casos (32). Na nossa série observou-se um predomínio de marcas no membro superior esquerdo (35,5%). Em 31% dos casos, o portal de entrada foi no membro superior esquerdo, enquanto o portal de saída foi mais provável no membro inferior direito (12,7%). No entanto, na África do Sul, as marcas nos membros superiores eram mais comuns do que as marcas nos membros inferiores. De facto, 64% dos casos apresentavam lesões nos membros superiores (23). Na Turquia, o portal de entrada estava localizado nas extremidades superiores em 74% dos casos (21). Um outro estudo efectuado nos Estados Unidos também encontrou um predomínio dos membros superiores (5). O mesmo resultado foi observado na Índia, com a percentagem de marcas eléctricas nas extremidades superiores a atingir 81,3% (6), (34). Este resultado pode ser explicado pelo facto de as vítimas entrarem mais frequentemente em contacto com a fonte de corrente, quer diretamente através das mãos, quer através de um objeto condutor que seguravam. É importante para o examinador traçar o caminho da corrente eléctrica através do corpo da vítima. Isto pode dar uma ideia do grau de fatalidade da corrente. De acordo com a literatura, tem-se argumentado que o percurso mais fatal da corrente eléctrica envolve o contacto com a mão direita e a saída através dos pés, uma vez que este percurso transporta até 8,5% da corrente total do corpo através do coração, em oposição a outros percursos, como o da cabeça para os pés (até 5,9%), o da mão esquerda para os pés (até 5,1%), o da mão para a mão (até 4,4%) ou o do pé para o pé (até 0,4%) (40).

3.1.1.2. Queimaduras eléctricas :

Ao contrário das queimaduras térmicas, a gravidade das queimaduras eléctricas não depende da percentagem da superfície da pele queimada. De facto, as lesões eléctricas distinguem-se pela extensão dos danos internos que podem levar à morte, mesmo que a área de pele afetada possa parecer relativamente pequena, sendo comum o aparecimento de queimaduras profundas ao longo do trajeto da corrente, particularmente nas zonas mais estreitas e resistentes como os membros (41). Na nossa série, as queimaduras eléctricas graves estiveram presentes em 34,1% dos casos, sendo 67,4% de 3° grau. A nível nacional, todas as vítimas de corrente de alta tensão apresentavam queimaduras com uma superfície cutânea de queimaduras que variava entre 1% e 99% por metro quadrado e uma média de 23% em Tunes (9). Um estudo realizado na África do Sul revelou que 73,6% dos casos de eletrocussão por corrente de baixa tensão não apresentavam queimaduras, 2,2% apresentavam queimaduras de 1° grau, 21,9% apresentavam queimaduras de 2º grau e 1,1% apresentavam queimaduras de 3º grau, enquanto a corrente de alta tensão era responsável por 8,5% das queimaduras de 2º grau, 62,8% das queimaduras de 3º grau e 11,4% das queimaduras de 4º grau. A partir desta série, parece que as mortes por eletrocussão de alta tensão provocaram queimaduras mais profundas do que as mortes por eletrocussão de baixa tensão (31). Um outro estudo efectuado na Croácia encontrou queimaduras extensas em 16% dos casos (32). Não encontrámos outras lesões cutâneas. Por outro lado, 4,8% das vítimas apresentavam lesões de "pele de crocodilo", 3,2%

tinham uma arborização vascular e 7,1% tinham lesões de carbonização. De acordo com a literatura, quando se forma um espaço de ar entre o condutor e a pele, a corrente pode saltar sobre esse espaço, provocando uma lesão por faísca. Esta queimadura por faísca é causada por uma temperatura extremamente elevada, levando à carbonização da camada de queratina (12). , (13). No caso de queimaduras causadas por corrente de alta tensão, podem ser geradas faíscas a uma distância de vários centímetros. Este facto pode provocar lesões múltiplas, dando origem a um efeito de "pele de crocodilo" (40), (42). Na Croácia, 4,5% das vítimas de eletrocussão apresentaram carbonização após a eletrocussão por uma corrente de alta tensão (32). Na África do Sul, a lesão "pele de crocodilo" foi encontrada em 1,1% dos casos de eletrocussão por uma corrente de baixa tensão e em 8,57% por uma corrente de alta tensão (31). Por vezes, é possível identificar marcas de queimaduras que reproduzem a forma do objeto causal. Estas marcas podem revelar-se preciosas quando o examinador procura reconstituir os acontecimentos e podem mesmo revelar pela primeira vez que a morte foi causada pela eletricidade, especialmente quando as circunstâncias da eletrocussão não são claras (40), (43). Por vezes, o patologista forense pode diagnosticar a eletrocussão através de queimaduras na roupa causadas pela chama da corrente ao sair do corpo humano, especialmente se as marcas eléctricas se localizarem nas dobras da pele, nos cabelos ou nas calosidades das mãos.

3.1.2. Síndrome de asfixia :

O nosso estudo verificou que a síndrome de asfixia esteve presente em 75,4% das vítimas. Foi representada principalmente por edema pulmonar em 75,4% dos casos, seguido de edema cerebral (73%) e congestão polivisceral (66,7%). Os nossos resultados foram semelhantes aos do estudo realizado em Tunes em 2017, que registou uma taxa elevada de síndrome de asfixia inespecífica (82,2%) (9). Esta congestão dos órgãos internos também foi observada em 92,1% dos casos num estudo realizado na África do Sul (23).

3.1.3. Trauma associado:

Mais de um terço dos casos da nossa série (34,9%) apresentava traumatismos associados, dos quais 27,8% apresentavam traumatismo craniano, 16,7% traumatismo torácico, 7,1% traumatismo abdominal e 8,7% politraumatismo. Estes traumatismos estavam relacionados quer com a queda da vítima da sua própria altura ou de uma altura, quer com o arremesso da vítima na sequência de uma eletrificação. Estes resultados evidenciam a complexidade das lesões traumáticas associadas às mortes por eletrocussão, o que pode dificultar a interpretação em alguns casos. Tendo em conta a sua elevada frequência, é fundamental prestar uma atenção especial a estas lesões. Os estudos nacionais também constataram uma taxa significativa de traumatismos associados à eletrocussão. O estudo realizado em Tunes em 2017 revelou que a eletrocussão estava associada a traumatismos em 17,3 % dos casos. O estudo realizado em Kairouan constatou que 37 % das vítimas apresentavam um traumatismo associado à eletrocussão (9), (10). A nível internacional, um estudo realizado na Turquia constatou a existência de lesões traumáticas em 30% dos casos e, em 16% dos casos, estas lesões estavam relacionadas com uma queda de altura após eletrocussão. O estudo encontrou uma relação significativa entre a natureza da corrente eléctrica e o traumatismo. Por outro lado, as lesões traumáticas são mais frequentes nos acidentes após eletrocussão por uma corrente de alta tensão (21). Na África do Sul, 37,1% dos casos apresentaram traumatismos associados à eletrocussão por uma corrente de alta tensão e 24,1% por uma corrente de baixa tensão (31).

3.1.4. Exames post-mortem complementares :

3.1.4.1. Relatório toxicológico :

Na nossa série, foi recolhida uma amostra toxicológica em 45,2% dos casos, sendo que apenas uma vítima teve um relatório toxicológico positivo com uma taxa de alcoolemia de 0,69g/l. Em 8,7% dos casos, o relatório toxicológico foi negativo e as restantes amostras (35,7%) não foram recolhidas, o que constitui uma limitação do nosso estudo, uma vez que não foi possível efetuar uma estimativa real da taxa de consumo de substâncias tóxicas no momento do incidente. Em Kairouan, o consumo de canábis foi observado em 3,7% dos casos. O álcool foi confirmado apenas num caso, com uma taxa de alcoolémia de 2,6 g/l, vítima de eletrocussão suicida ao tocar num poste de alta tensão (10). Em 82% destes casos, as amostras foram negativas para o álcool. Todas as amostras com concentrações positivas de álcool (18%) foram colhidas de vítimas do sexo masculino. As concentrações de álcool variaram entre 0,53 g/kg no tecido muscular, 3,91 g/kg no sangue e 5,81 g/kg na urina. Nenhuma vítima de eletrocussão profissional e nenhum menor de idade apresentaram resultados positivos para o álcool (32). Na Suécia, o álcool foi analisado no sangue e na urina de 78% das vítimas de eletrocussão no local de trabalho. Em 5% dos casos, o álcool foi detectado tanto no sangue como na urina. Fora do local de trabalho, 35% das vítimas testaram positivo para o álcool. 45,6% delas viajavam em carruagens de comboio no momento do acidente fatal. A maioria das vítimas tinha entre 15 e 29 anos (18). Na Turquia, não foram detectados vestígios de drogas nos testes toxicológicos. No entanto, as análises toxicológicas revelaram concentrações de álcool no sangue entre 8 e 84 mg/dl em 23% dos casos. Destes, 17% foram acidentes de trabalho. O autor afirma que o consumo de álcool reduz consideravelmente a capacidade de atenção dos trabalhadores (21). O objetivo destes testes é identificar as circunstâncias dos casos de eletrocussão, nomeadamente quando ocorrem no local de trabalho. Por exemplo, um estudo realizado nos Estados Unidos revelou que 69% dos trabalhadores vítimas de eletrocussão foram submetidos a testes toxicológicos. Destes, 22% deram positivo para várias substâncias, como a canábis e o álcool (44).

3.1.4.2. Exame anatomopatológico :

Histologicamente, é difícil fazer uma distinção formal entre as queimaduras eléctricas e as queimaduras de outras origens, nomeadamente térmicas. A epiderme pode descolar-se e elevar-se para formar uma bolha, criando um grande espaço por baixo. As células da epiderme são frequentemente alongadas, com os núcleos das camadas inferiores orientados e esticados horizontalmente; isto foi inicialmente explicado por um efeito eletromagnético, mas um aspeto semelhante pode ser observado em queimaduras puramente térmicas (40).

De acordo com um estudo realizado em França, é verdade que o alongamento dos núcleos, a coloração basófila da epiderme e a homogeneização da derme são consequências secundárias do efeito térmico. No entanto, a combinação de vacuolização intra e sub-epidérmica parece sugestiva de uma queimadura eléctrica. A boa limitação lateral das lesões é também um argumento a favor das queimaduras eléctricas (45).

A microscopia eletrónica pode revelar várias alterações, particularmente nos núcleos das células da pele, que aparecem distorcidos com cromatina aglomerada. Janssen agrupou uma série de lesões histológicas eléctricas no seu trabalho sobre histologia forense, mas parece claro que poucas caraterísticas são absolutamente específicas das queimaduras eléctricas em comparação com as queimaduras térmicas clássicas (40), (46).

Por outro lado, a presença de metalização na pele (como resultado de um processo físico que provoca a fusão dos condutores metálicos) é específica das queimaduras eléctricas e indica o contacto direto com uma fonte eléctrica (12), (45). Entre as técnicas utilizadas para detetar a metalização, a espetroscopia de raios X por dispersão de energia destaca-se pela sua elevada sensibilidade (capaz de detetar até alguns microgramas do elemento metálico), pelo seu carácter não destrutivo, pela sua rapidez de execução e pela sua capacidade de efetuar uma análise multielementos (12). No que diz respeito ao coração, podemos encontrar uma série de lesões semelhantes que consistem em: agregados de cardiomiócitos que apresentam por vezes hiper-contração e por vezes distensão com aumento ou rutura dos discos intercalares, bandas não eosinofílicas correspondentes a sarcómeros hiper-contraídos alternando com zonas de separação de sarcómeros hiper-estendidos. Estas alterações parecem ser caraterísticas da fibrilhação ventricular, embora não sejam específicas da eletrocussão. A deteção de lesões sugestivas de fibrilhação ventricular no exame anátomo-patológico, associada à informação recolhida durante a investigação, permitiu concluir que a paragem cardíaca se deveu a fibrilhação ventricular induzida por eletrocussão (45).No nosso estudo verificou-se que o exame anatomopatológico foi realizado em 9,5% dos casos. Apenas dois resultados foram obtidos. O primeiro, relativo a um fragmento de pele, apresentava alterações epidérmicas compatíveis com uma queimadura. A segunda amostra dizia respeito a fragmentos de órgãos e mostrava, no coração: um aspeto eosinofílico denso focal das células do miocárdio sem neutrófilos, indicando um sofrimento celular agudo; nos pulmões: hemorragia alveolar focal recente sem outras anomalias para além de um edema moderado não inflamatório. Em Kairouan, o exame histológico foi efectuado em 14,8% das vítimas e em 13% dos casos este exame foi favorável à eletrocussão (10). Além disso, um estudo realizado na Turquia concluiu que, em 8,1% dos casos, não havia qualquer alteração histopatológica que pudesse ser atribuída à corrente eléctrica, enquanto os outros casos apresentavam achados histológicos favoráveis à eletrocussão (35).

3.1.5. Mecanismo de morte :

O processo fatal mais frequente é a arritmia cardíaca, geralmente fibrilhação ventricular que termina em assistolia. A corrente tem um efeito profundo diretamente sobre o sincício do miocárdio, podendo provocar deslocamentos das vias de condução. Menos frequentemente, se uma corrente passar pelo tórax e pelo abdómen, pode provocar paralisia respiratória devido a espasmos dos músculos intercostais e do diafragma. A corrente eléctrica pode também atravessar a cabeça e o pescoço. Esta pode ter um impacto direto no tronco cerebral, provocando a paralisia dos centros cardíacos ou respiratórios (40).

Em Kairouan, a fibrilhação ventricular foi observada em 16,7% dos casos no momento da avaliação inicial e apenas um caso apresentava um enfarte do miocárdio circunferencial na autópsia (10). No entanto, podemos deduzir que o mecanismo final de morte foi uma causa cardíaca ou respiratória relacionada com a eletrocussão em 68,3% dos casos, dada a presença de marcas eléctricas e a observação de um síndrome asfixiante isolado com congestão visceral sem queimaduras extensas ou traumatismos graves associados. 91,7% das vítimas electrocutadas por corrente de baixa tensão faleceram por eletrocussão isolada e, portanto, provavelmente por arritmia ou paralisia respiratória. No caso da eletrocussão de alta tensão, estes mecanismos cardio-respiratórios poderiam contribuir para o desfecho fatal, mas o mecanismo mais frequentemente encontrado foram as queimaduras extensas do corpo, com as complicações infecciosas e hipovolémicas que podem causar (42). No nosso estudo, verificámos que, em 19,8% dos casos, a morte foi secundária a choque sético, complicando queimaduras eléctricas extensas, profundas e superinfectadas. 88% destas vítimas tinham sido electrocutadas por uma corrente de alta tensão.

É importante notar que as lesões associadas à eletrocussão são mais comuns em acidentes industriais e em trabalhos em linhas eléctricas. As vítimas de choque podem ser atiradas de uma altura ou sofrer espasmos musculares intensos que podem levar a fracturas e outras lesões graves (40). No entanto, no nosso estudo, 11,9% dos casos tiveram um traumatismo grave associado à eletrocussão que resultou em morte. 86,7% destas vítimas foram electrocutadas por uma corrente de alta tensão. De acordo com o nosso estudo, o mecanismo de morte variou significativamente de acordo com o tipo de corrente eléctrica (p=0,00005).

3.2. Formulário forense :

3.2.1. Forma acidental :

A forma acidental foi a mais frequente na nossa série (97,6% dos casos). Dividiu-se em quatro tipos: 47,6% das vítimas foram electrocutadas na sequência de um acidente doméstico, 34,1% na sequência de um acidente de trabalho, 14,3% na sequência de um acidente rodoviário e 1,6% dos casos foram electrocutados durante um roubo de cobre. Os nossos resultados estão de acordo com os estudos nacionais. A forma acidental representa 92,6% em Kairouan e 99% em Tunis(9), (10). Os mesmos resultados foram observados a nível internacional. Por exemplo, a taxa de acidentes eléctricos mortais é de 98,7% na África do Sul (23), de 100% em Maharashtra na Índia (29), de 99% na Turquia (21), de 100% nos Estados Unidos (21) e de 100% na Austrália (22). na China (15) e de 69% na Austrália (33). Na Tunísia, a indemnização por acidentes de trabalho e doenças profissionais é regida pela lei n° 94-28 de 21 de fevereiro de 1994 para o sector privado e pela lei n° 95-56 de 28 de junho de 1995 para o sector público. A definição de acidente de trabalho é dada pelo artigo 3° destas duas leis: "Considera-se acidente de trabalho, independentemente da causa ou do local de ocorrência, qualquer acidente que ocorra em consequência do trabalho ou no decurso do mesmo, a qualquer trabalhador ao serviço de uma ou mais entidades patronais. É igualmente considerado acidente de trabalho o acidente ocorrido a um trabalhador durante o trajeto entre o seu local de trabalho e o seu local de residência, desde que o trajeto não tenha sido interrompido ou desviado por um motivo ditado pelo seu interesse pessoal ou alheio à sua atividade profissional" (47), (48). A vítima ou os beneficiários da vítima devem informar o empregador do acidente no próprio dia ou, o mais tardar, no prazo de 48 horas úteis. No sector privado, a entidade patronal deve comunicar o acidente à CNAM (Caisse Nationale d'Assurance Maladie) no prazo de 3 dias úteis a contar da sua notificação. Uma cópia da declaração deve ser transmitida à esquadra de polícia ou à guarda nacional mais próxima e à Inspeção do Trabalho. O empregador deve fornecer à vítima um atestado médico para que esta possa procurar tratamento. No sector público, a entidade patronal deve comunicar o acidente à Comissão Médica Central do Primeiro-Ministro no prazo de 3 dias úteis a contar da data de notificação. Uma cópia da declaração deve ser enviada à CNRPS (Caisse Nationale de la Retraite et de Protection Sociale). Nos termos do artigo 45.º da Lei n.º 94-28 de 21 de fevereiro de 1994, em caso de morte por acidente de trabalho no sector privado, o cônjuge e os filhos da vítima ou, na sua falta, os ascendentes e descendentes têm direito a uma pensão por morte. O artigo 49.º da mesma lei especifica igualmente o método de cálculo da pensão. No sector público, a indemnização é idêntica à prevista para o sector privado, com algumas diferenças especificadas na Lei n.º 95-56 de 28 de junho de 1995 (48). Estas diferenças referem-se principalmente às fórmulas de cálculo da pensão. Um estudo espanhol anunciou que os acidentes de trabalho representam um problema importante nas estruturas económicas contemporâneas. No entanto, quando estes acidentes resultam na perda de vidas humanas, o custo económico e social associado torna-se ainda mais preocupante. Embora o desenvolvimento de políticas de prevenção, tanto a nível governamental como setorial, tenha contribuído para uma redução progressiva dos acidentes de trabalho, o número de acidentes mortais continua a ser elevado (49).

No nosso estudo, os acidentes de trabalho foram responsáveis por mais de um terço das electrocussões (34,1% dos casos). Esta taxa elevada aponta para uma falha nas medidas de segurança no trabalho e, por conseguinte, exige a aplicação de medidas preventivas para reduzir este flagelo. Vamos discutir um caso particular de acidentes rodoviários relacionados com o roubo de cobre.

Caso especial: Ladrões de cobre :

Registámos 2 casos de eletrocussão na sequência do roubo de cobre. As vítimas eram do sexo masculino, com idades compreendidas entre os 22 e os 38 anos. Não tinham profissão e eram de baixo nível socioeconómico. A memorabilia relatava o roubo de metais de cobre pelas vítimas. falecido. O último contacto com as vítimas era à noite, e estas eram encontradas mortas junto a um poste de eletricidade. Um dos casos apresentava lesões por queimadura nas luvas que usava. Na mão direita foram observadas lesões de queimadura compatíveis com marcas eléctricas. Em ambos os casos foram encontrados traumatismos craniofaciais e torácicos. Traumatismos abdomino-pélvicos e axiais foram encontrados em apenas um caso. A eletricidade tornou-se um alvo de dois tipos de roubo: roubo de serviço e roubo de equipamento. O cobre é o metal mais utilizado devido à sua notável condutividade eléctrica e maleabilidade, o que lhe permite transportar correntes elevadas em instalações industriais e armários de distribuição eléctrica (50). Devido ao seu elevado valor de mercado, o roubo de objectos fabricados com este metal parece ter vindo a aumentar desde há algum tempo, o que levou a um aumento dos acidentes eléctricos de alta tensão e a mortes prematuras por eletrocussão (50). As vítimas eram geralmente jovens, do sexo masculino e de baixo nível socioeconómico. O perfil dos nossos casos foi consistente com o descrito na literatura (31),(50). As marcas eléctricas foram encontradas principalmente no membro dominante. As queimaduras causadas por corrente de alta tensão predominaram nos quatro membros, particularmente nas mãos e nos espaços interdigitais. Os traumatismos associados foram frequentes, muitas vezes relacionados com projecções elevadas. A combinação de traumatismos craniofaciais e torácicos foi a mais frequente, tal como descrito na literatura (6),(50),(31).

3.2.2. Suicídio :

Após a revolução de janeiro de 2011, as taxas de suicídio subiram para níveis significativos no norte da Tunísia, com um aumento de 26%, tornando-se um importante problema de saúde pública. Os métodos mais frequentemente utilizados para cometer suicídio na última década foram o enforcamento, a auto-imolação e o auto-envenenamento (51). Os casos de suicídio por eletrocussão são relativamente raros e não têm sido suficientemente estudados no nosso país. Na nossa série, a forma forense foi suicida em apenas três casos. vítimas (2,4% dos casos). As três vítimas eram do sexo masculino, com idades compreendidas entre os 28 e os 35 anos. Eram solteiros e com baixo nível socioeconómico. Duas vítimas tinham antecedentes psiquiátricos. Os três actos suicidas foram cometidos na via pública, subindo a um poste de eletricidade. Todos eles foram provocados por uma corrente de alta tensão. Uma das vítimas morreu no local. Estudos nacionais e internacionais têm apresentado os mesmos resultados em relação à baixa taxa de suicídios eléctricos (9) (10).(15) (21) (23) (29) (32) (33). Em contraste com o nosso estudo, um estudo realizado na Austrália concluiu que 48% dos suicídios por eletrocussão ocorreram em pessoas com mais de 60 anos. O estudo encontrou dois grupos distintos de vítimas de eletrocussão suicida. O primeiro grupo era constituído principalmente por homens idosos com conhecimentos técnicos de eletricidade, que se suicidaram ligando-se diretamente a uma tomada eléctrica. O segundo grupo, constituído principalmente por mulheres, incluía indivíduos que se electrocutaram num banho de água utilizando um aparelho elétrico. Este estudo constatou que muitos deles sofriam de múltiplas comorbilidades físicas e psicológicas (52). Um estudo realizado na Bulgária concluiu que os suicídios por eletrificação representavam 6,24% de todas as electrocussões. A idade média das vítimas era de 45,1 anos, variando entre 14 e 75 anos. Os homens (91,5%) superaram claramente o número de mulheres (8,5%). Os menores de 18 anos representam uma percentagem relativamente pequena (3,4%). Quanto ao tipo de corrente eléctrica utilizada, 42,4% das vítimas escolheram a baixa tensão. O método de suicídio elétrico mais preferido é o contacto da vítima com um cabo elétrico, que representa 47,4% dos casos. A escalada e o contacto com uma linha eléctrica de alta tensão representam outros 13,6%. Em terceiro lugar, os casos de escalada de um poste e de contacto com um fio elétrico de uma linha de rua representam 11,64%(53).

4. Medidas preventivas :

4.1. Prevenção primária :

4.1.1. Em casa:

As electrificações domésticas ocorrem geralmente na população pediátrica quando as crianças, muitas vezes em idade pré-escolar, introduzem um objeto condutor numa tomada eléctrica, quer introduzindo os dedos, quer tocando ou transportando um fio desencapado ou uma extensão ligada à corrente, quer ainda entrando em contacto com um aparelho defeituoso (54). Um estudo francês sugeriu uma série de medidas simples para evitar a eletrificação:

- Proteger as tomadas de parede.
- Proteger os fios eléctricos.
- Remover os fios desencapados.
- Desligue todos os aparelhos eléctricos depois de os utilizar.
- Não deixar cabos de extensão ligados à ficha de alimentação espalhados pelo chão.
- Evitar colocar aparelhos eléctricos perto de água (banheira, casa de banho).
- Proibir os aquecedores móveis nas casas de banho.

Este estudo salientou que a prevenção ativa, que consiste em educar as famílias sobre os riscos e em instalar sistemas de proteção, não se revelou eficaz na redução dos acidentes domésticos (54). Por outro lado, um estudo realizado na África do Sul demonstrou a eficácia das visitas domiciliárias preventivas sistemáticas para melhorar a conformidade das instalações eléctricas (55). Em França, as novas habitações teriam de cumprir a norma NF C 15-100, que garantia, entre outras coisas, que cada habitação teria um sistema geral de controlo e proteção eléctrica, incluindo disjuntores e fusíveis para evitar sobreintensidades, bem como dispositivos diferenciais para detetar fugas de corrente. Para além disso, é necessário instalar tomadas de parede equipadas com persianas. É igualmente aconselhável modernizar a instalação eléctrica, substituir as tomadas defeituosas e reparar os fios desencapados. Desde 1 de janeiro de 2009, é obrigatório efetuar um diagnóstico de segurança da instalação eléctrica das habitações com mais de 15 anos, em conformidade com o decreto 2008-384 de 22 de abril de 2008. A responsabilidade de efetuar os trabalhos necessários cabe ao proprietário da habitação (54).

4.1.2. No trabalho :

Os acidentes de trabalho são um problema grave em todo o mundo. Em 2001, foram registadas mais de 350.000 mortes. Cerca de 1.000 pessoas perdem a vida todos os dias devido a acidentes de trabalho. O número de acidentes de trabalho que resultaram em pelo menos três dias de ausência do trabalho em 2001 foi estimado em cerca de 270 milhões (56).

No norte da Tunísia, a eletrocussão foi a terceira principal causa de morte traumática no local de trabalho, representando 18,5% (57).

Para prevenir os acidentes de trabalho, é necessário detetar inicialmente as causas:

- Comportamentos perigosos: excesso de confiança, trabalho casual, descuido e desrespeito pelos procedimentos operacionais, falta de concentração e falta de conhecimentos ou de experiência,

- Condições perigosas: aparelhos defeituosos, equipamentos perigosos, falta de material de segurança e de instruções para a execução de tarefas, trabalhos efectuados muito perto de linhas eléctricas aéreas ou construção de edifícios não autorizados.

- Acontecimentos incontroláveis: tempestades, terramotos, inundações. Antes de iniciar qualquer trabalho, todas as medidas de segurança devem ser implementadas. rigorosamente implementadas, e nenhum trabalho deve começar sem um plano detalhado para uma operação segura e completa.

Uma análise indiana revelou a importância crucial de criar procedimentos e fichas de dados bem pormenorizados e de os respeitar para evitar resultados catastróficos (58). Uma abordagem estruturada é, por conseguinte, essencial:

- Identificar a natureza específica das tarefas a realizar.
- Avaliar cuidadosamente os riscos associados a cada tarefa.
- Aplicação de técnicas de redução dos riscos.
- Desenvolver estratégias de atenuação para limitar os riscos.
- Prever cenários em que a situação se possa agravar.
- Dar prioridade à criação de um ambiente de trabalho seguro.
- Tomar medidas preventivas para evitar incidentes.
- Criar um sistema de alerta e de comunicação em caso de perda de controlo.

- Efetuar controlos minuciosos antes de iniciar cada tarefa.
- Integrar um sistema de segurança instantâneo para recordar às pessoas a importância da utilização do equipamento de segurança e do cumprimento dos procedimentos.

- Adaptar o equipamento elétrico profissional aos parâmetros de segurança recomendados.

- Os funcionários do departamento precisam de barras de apoio para trabalhar nas linhas de receção

- Se os trabalhadores não utilizarem dispositivos de segurança, deve ser previsto um meio de bloquear o sistema.

Seguindo estes passos, é possível reduzir efetivamente o risco de acidentes e promover um ambiente de trabalho seguro (58).

Os indivíduos sem formação técnica foram associados a um número desproporcionado de acidentes, o que apoia a ideia de que é necessário que os trabalhadores recebam formação para se protegerem contra os riscos eléctricos, em particular aprendendo a desligar rapidamente as fontes de eletricidade (59). É fundamental atribuir uma tarefa específica a cada indivíduo para garantir uma execução segura e eficiente. A diversidade de tarefas mentais pode comprometer a concentração na tarefa em causa, aumentando o risco de erros.

4.2. Prevenção secundária :

É essencial que as testemunhas de um acidente de eletrificação dêem prioridade à sua própria segurança para evitar o risco de um acidente excessivo. Antes de manipular a vítima, é importante garantir que o contacto com o agente condutor e a fonte eléctrica foi eliminado. Uma vez isolado e protegido o sinistrado, o primeiro passo na cadeia de emergência é contactar o serviço de emergência médica através do número gratuito 190. O médico regulador adapta a resposta de emergência activando os serviços técnicos apropriados ao mesmo tempo que envia os serviços de emergência médica. Chamar a proteção civil através do número 198 em caso de choque elétrico é um erro comum na nossa Comunidade. Segundo um estudo francês, todos os casos de eletrificação por corrente de alta tensão exigem a intervenção de uma equipa médica do SAMU. O nível de assistência médica necessário varia em função dos sintomas descritos em caso de choque elétrico doméstico. Se houver um tremor isolado, sem perda de consciência e com sintomas leves, recomenda-se consultar rapidamente o médico de família de plantão no local. Se houver uma anomalia no eletrocardiograma, recomenda-se então o transporte médico para um serviço de monitorização cardiológica. Por outro lado, se houver suspeita de perturbação de uma função importante logo após o alarme inicial, é indispensável intervir imediatamente junto do SMUR (36).

4.3. Prevenção terciária :

O tratamento das queimaduras causadas por corrente de alta tensão requer procedimentos cirúrgicos complicados, envolvendo frequentemente amputações em cerca de 37% dos casos. A progressão local manifesta-se pela formação de tecido fibroso cicatricial com disfunção electrofisiológica (39). Discutiremos as principais sequelas após a eletrificação e os meios terapêuticos disponíveis para uma melhor reintegração social e profissional.

4.3.1. Sequelas neurológicas :

A neuropatia periférica é a forma mais comum de lesão, com parestesia e dor neuropática. A maioria dos casos é reversível e sensível a tratamentos analgésicos, como antidepressivos tricíclicos e anticonvulsivantes(60).

4.3.2. Sequelas ortopédicas :

A colocação de dispositivos ortopédicos nos membros amputados e a reabilitação continuam a ser as soluções terapêuticas disponíveis, mesmo que sejam apenas parcialmente eficazes. De facto, o predomínio do envolvimento articular proximal dificulta a adaptação. Além disso, a fibrose correspondente à via atual é frequentemente o local de infeção crónica e uma fonte de cicatrização retardada e, por conseguinte, de reabilitação retardada (39).

4.3.3. Sequelas psiquiátricas :

A literatura refere a existência de síndroma depressivo, perturbações neuróticas ou psicóticas graves, bem como manifestações menores como a amnésia, todas associadas ao conceito de "síndroma pós-traumático" (39),(60). A importância dos cuidados psicológicos precoces, mantidos durante todo o período de reabilitação e reintegração, é crucial para influenciar positivamente os resultados a longo prazo (61).

CONCLUSÕES

A eletricidade é amplamente utilizada na vida quotidiana, o que aumenta o risco de traumatismo elétrico, um acontecimento muito grave que pode levar a uma morbilidade e mortalidade significativas. As electrificações eram particularmente graves devido às elevadas taxas de morte imediata das vítimas ou na sequência de complicações causadas por falência polivisceral, associada ou não a traumatismos ou queimaduras extensas. A eletrocussão é uma morte violenta, que exige que o obstáculo médico-legal à inumação seja indicado no certificado de óbito médico, a fim de dar início a um processo judicial. É difícil fazer este diagnóstico na ausência de uma testemunha, devido à taxa não negligenciável de electrocussões sem anomalias no exame do corpo. O objetivo do nosso estudo foi descrever o perfil epidemiológico e as caraterísticas das lesões dos corpos das vítimas de eletrocussão no norte da Tunísia, identificar as circunstâncias em que as electrocussões ocorrem e sugerir formas de melhorar a prevenção e o tratamento das vítimas de eletrocussão.Realizámos um estudo descritivo com recolha retrospetiva de dados durante um período de quatro anos, de 1er janeiro de 2019 a 31 de dezembro de 2022, no Departamento de Medicina Legal do Hospital Charles Nicolle, em Tunes, abrangendo todos os casos de morte por eletrocussão cujo corpo tenha sido submetido a uma autópsia médico-legal. Foram incluídos todos os cadáveres autopsiados no serviço de medicina legal do Hospital Charles Nicolle cuja autópsia concluiu que tinham sido electrocutados. Não incluímos todos os casos de cadáveres autopsiados no serviço de medicina legal do Hospital Charles Nicolle, em Tunes, cuja causa de morte não fosse a eletrocussão. Da mesma forma, os casos de Fulguração (eletrificação por raio) não foram incluídos no nosso estudo. Excluímos os cadáveres em estado avançado de putrefação e decomposição. Os dados foram recolhidos nos registos do serviço de medicina legal e nos processos médico-legais, contendo cada um deles uma requisição judicial e uma cópia do relatório da autópsia forense. Os dados recolhidos foram introduzidos e analisados com recurso ao SPSS 23 (Statistics Package for the Social Science). No final deste estudo, registámos 126 vítimas de eletrocussão, com uma taxa média em relação à população geral de 0,74/100.000 habitantes e de 1,4% em relação à atividade tanatológica do nosso serviço. Verificou-se um claro predomínio do sexo masculino (90%), com uma idade média de 39,68 anos. Os grupos etários mais afectados foram os dos 26 aos 39 anos (47,6%), com extremos que vão dos 8 meses aos 77 anos. A eletrocussão afectou principalmente os operários (61,1% dos casos). As electrocussões foram mais frequentes entre o meio-dia e as 18 horas (45,2%), aos sábados (19%), durante a época de verão (44%) e na região da Grande Tunes (80,1%). A maioria dos acidentes (97,6%), dos quais 47,6% foram acidentes domésticos, 34,1% acidentes de trabalho, 14,3% acidentes na via pública e 1,6% relacionados com tentativa de roubo de cobre. Verificou-se uma relação significativa entre o sexo da vítima e o local de eletrocussão (p=0,001). As electrocussões em alta tensão corresponderam a 52,5% dos casos, sendo o cabo descarnado o principal agente causal em 64,3% das situações. A maioria dos óbitos (79,4%) ocorreu nas primeiras 24 horas, sem intervenção do SME, e 62,7% das vítimas morreram no local, sem assistência médica. Em termos de lesões, foi observada uma marca eléctrica em 71,4% dos casos, sendo que 29,4% das vítimas apresentavam um local de entrada e outro de saída. Os membros superiores foram mais frequentemente afectados como pontos de entrada dos choques eléctricos, enquanto os membros inferiores foram mais frequentemente afectados como pontos de saída. As lesões traumáticas associadas foram observadas em 34,9% dos casos. Na maioria dos casos, não foram realizadas análises toxicológicas e anatomopatológicas, o que constituiu uma limitação do nosso estudo. De acordo com o nosso estudo, o perfil das vítimas corresponde ao referido na literatura científica nacional e internacional, sendo maioritariamente do sexo masculino e trabalhando como operários nos seguintes sectores: construção civil ou indústria. Os nossos resultados evidenciaram a necessidade de reforçar a formação dos médicos dos cuidados de saúde primários sobre as caraterísticas específicas das lesões dos electrochoques, dado o seu papel crucial na notificação de incidentes eléctricos no local de trabalho. O seu envolvimento é também essencial no tratamento precoce das vítimas de eletrochoque, de modo a reduzir a taxa de mortalidade. A identificação da forma forense de eletrocussão nem sempre é simples para o patologista forense. Alguns casos de eletrocussão acidental podem, na realidade, ocultar um homicídio. É por isso que é essencial efetuar investigações aprofundadas, bem como exames toxicológicos e anatomopatológicos complementares, para estabelecer com certeza a natureza forense destes casos. Do mesmo modo, é essencial dispor de informações sobre as circunstâncias de ocorrência mais comuns e o perfil vitimológico mais frequentemente observado, para que os médicos da linha da frente possam considerar a possibilidade de levantar o obstáculo médico-legal ao enterro em caso de suspeita deste diagnóstico e para que o patologista forense possa ter em conta este diagnóstico durante a avaliação, mesmo na ausência de marcas eléctricas ou de sinais tanatológicos a favor.

REFERÊNCIAS

1. De Carolis J, La Rose A. Annual energy outlook 2023 release at resources for the future. [Em linha]. Mar 2023 [Acedido em 25 Mar 2024]; [25 páginas]. Disponível em: URL: [citado 13 fev 2024]. Disponível em: https://www.eia.gov/outlooks/aeo/pdf/AEO2023_Release_Presentation.pdf

2. Shobhana S, Raviraj K. Pattern of electrocution deaths autopsied in South India a16 year retrospective study. J Forensic Med. 2022 Jun;13(1):1-7.

3. Champy P, Eteve C, Durand Prinborgne C, Hassenforder J, De Singly F. Dictionnaire encyclopédique de l'éducation et de la formation. 2ème edition. Paris: Nathan; 2000. 1167.

4. Shaha KK, Joe AE. Electrocution-related mortality: a retrospective review of 118 deaths in Coimbatore, India, between january 2002 and december 2006. Med SciLaw. 2010 Apr;50(2):72-4.

5. Arnoldo BD, Purdue GF, Kowalske K, Helm PA, Burris A, Hunt JL. Lesões eléctricas: uma revisão de 20 anos. J Burn Care Rehabil. 2004 Nov;25(6):479-84.

6. Kumar S, Verma AK, Singh US. Mortalidade relacionada com eletrocussão no norte da Índia, um estudo retrospetivo de 5 anos. Egito J Forensic Sci. 2014 Mar;4(1):1-6.

7. Eidgenössisches Starkstrominspektorat. Inspeção Federal Suíça para Instalações de Correntes Pesadas ESTI. [Online]. Nov 2022 [Acedido em 25 de março de 2024]; [30 páginas]
o URL:

https://www.esti.admin.ch/inhalte/user_upload/ESTI_Taetigkeitsbericht_2 022_E R.pdf

8. Owona Manga LJ, Kouassi Yao M. Étude des accidents électriques d'origineprofessionnelle à Yaoundé. Ann Burns Fire Disasters. junho de 2017;30(2):91-4.

9. Jendoubi S. Les électrocutions au nord de la Tunisie étude sur 10 ans (2005-2014) [tese: medicina]. Túnis: Universidade de Túnis El Manar; 2017.

10. Jemli I. Aspects médico-légaux des électrocutions dans la région de kairouan àpropos de 54 cas [tese: medicina]. Sousse: Universidade de Sousse; 2020.

11. Instituto Nacional de Estatística. Taxa de inflação. [Em linha]. abril de 2024 [Acedido em 25 de março de 2024]. Disponível em URL: https://www.ins.tn/

12. Bellini E, Gambassi G, Nucci G, Benvenuti M, Landi G, Gabbrielli M, et al. Morte por eletrocussão: técnica histológica para deteção de cobre na marca eléctrica. Forensic Sci Int. 2016 Jul;264:24-7.

13. Byard R, Hanson K, Gilbert J, James R, Nadeau J, Blackbourne B, et al. Death due to electrocution in childhood and early adolescence. J Paediatr Child Health. 2003Jan;39(1):46-8.

14. Akber EB, Haque ST, Sultana S, Barua AK, Hossain Z, Jahan I. Análise jurisprudencial da morte por eletrocussão. Cent Med Coll J. 2022 Jun;5(1):13-9.

15. Liu S, Yu Y, Huang Q, Luo B, Liao X. Mortalidade relacionada com eletrocussão: uma revisão de 71 mortes por corrente eléctrica de baixa tensão em Guangdong, China, 2001-2010. AmJ Forensic Med Pathol. 2014 Sep;35(3):193-6.

16. Instituto de Saúde Pública. Electrocutions électrisations en France métropolitaine.enquête permanente sur les accidents de la vie courante (EPAC, 2004-2011). [Online]. Mar 2015 [Acedido em 25 de março de 2024]; [6 páginas]. Disponível em URL:

file:///C:/Users/DELL/Downloads/TR15L112+(e%CC%81lectrocution+Cepi Dc197
9_2011+Epac2004_2011).pdf
17. Zhao D, Thabet W, McCoy A, Kleiner B. Electrical deaths in the US construction: an
analysis of fatality investigations. Int J Inj Contr Saf Promot. 2014 Sep;21(3):278-88.
18. Lindström R, Bylund PO, Eriksson A. Accidental deaths caused by electricity in Sweden,
1975-2000. J Forensic Sci. 2006 Nov;51(6):1383-8.
19. Dokov W. Electrocution-related mortality: a review of 351 deaths by low voltage
electrical current. Ulus Travma Acil Cerrahi Derg. 2010 Mar;16(2):139-43.
20. Bailey B, Forget S, Gaudreault P. Prevalência de potenciais factores de risco em vítimas
de eletrocussão. Forensic Sci Int. 2001 Nov;123(1):58-62.
21. Akçan R, Karacaoglu E, Keten A, Odaba□i AB, Kanburoglu Ç, Tümer AR, et al. Mortes
por causas eléctricas em Ancara ao longo de 11 anos. Turk J Med Sci. 2012 Jan;42(3):533-8.
22. Sheikhazadi A, Kiani M, Ghadyani MH. Electrocution-related mortality: a survey of 295
deaths in Tehran, Iran between 2002 and 2006. Am J Forensic Med Pathol. 2010
Mar;31(1):42-5.

23. Von Caues S, Herbst CI, Wadee SA. Uma revisão retrospetiva dos casos de eletrocussão
fatal nos serviços de patologia forense de Tygerberg, Cidade do Cabo, África do Sul, durante
o período de 5 anos, de 1 de janeiro de 2008 a 31 de dezembro de 2012. S Afr Med J. 2018
Nov;108(12):1042-5.
24. Kim H, Lewko J, Garritano E, Sharma B, Moody J, Colantonio A. Fatalidade na
construção devido a contacto elétrico em Ontário, Canadá, 1997-2007. Work. 2016
Jun;54(3):639-46.
25. Shawon RA, Ferdoush J, Ali AH, Biswas A, Rahman AF, Mashreky SR. Alarming rise in
fatal electrocutions in Bangladesh: comparison of two national surveys. Burns. 2019
Sep;45(6):1471-6.
26. Taylor AJ, McGwin G, Davis GG, Brissie RM, Rue LW. Electrocussões profissionais no
Condado de Jefferson, Alabama. Occup Med. 2002 Mar;52(2):102-6.

27. Dokov W. Avaliação dos factores de risco de morte em lesões eléctricas. Burns. 2009
Feb;35(1):114-7.
28. Behera C, Sikary AK, Rautji R, Gupta SK. Mortes por eletrocussão relatadas em South
Delhi, Índia: uma análise retrospetiva de 16 anos de dados de 2002 a 2017. Med Sci Law.
2019 Oct;59(4):240-6.
29. Mukherjee B, Farooqui JM, Farooqui AJ. Estudo retrospetivo de eletrocussão fatal numa
região rural do oeste de Maharashtra, Índia. J Forensic Leg Med. 2015 May;32:1-3.
30. Tchicaya AF, Aka IA, Gafarou Touré AA, Nguessan MA, Guiégui CP, Kouassi YM, et
al. Análise dos acidentes eléctricos entre os empregados de uma empresa de distribuição de
energia eléctrica no Togo. Arch Mal Prof. Fev. 2020;81(1):24-31.
31. Blumenthal R. Um estudo descritivo retrospetivo das mortes por eletrocussão em
Gauteng, África do Sul: 2001-2004. Burns. 2009 Sep;35(6):888-94.
32. Kuhtic I, Bakovic M, Mayer D, Strinovic D, Petrovecki V. Marca eléctrica em mortes por
eletrocussão - um estudo de 20 anos. Open Forensic Sci J. 2012 Jan;5(1):23-7.
33. Wick R, Gilbert JD, Simpson E, Byard RW. Eletrocussão fatal em adultos - um estudo de
30 anos. Med Sci Law. 2006 Apr;46(2):166-72.
34. Behera C, Sikary AK, Rautji R, Gupta SK. Mortes por eletrocussão relatadas em South
Delhi, Índia: uma análise retrospetiva de 16 anos de dados de 2002 a 2017. Med Sci Law.

2019 Oct;59(4):240-6.

35. Akçan R, Hilal A, Gülmen M, Çekin N. Childhood deaths due to electrocution in Adana, Turkey. Ata Paediatr. 2007 Mar;96(3):443-5.

36. Bertin Maghit M, Mazaud A, Spann C, Fayolle Pivot L, Quang DL, Rimmelé T, et al. Gestão do paciente electrificado ou atingido por um raio. [Em linha]. Mar 2015 [Acedido em 25 de março de 2024]; [18 páginas].   Disponível em

URL:https://sofia.medicalistes.fr/spip/IMG/pdf/prise-en-charge- du-patient-electrise- ou-foudroye-39-bertin-maghit-1442329293.pdf

37. Leibovici D, Shemer J, Shapira SC. Lesões elétricas: conceitos atuais. Injury. 1995 Nov;26(9):623-7.

38. Ishikawa K, Jitsuiki K, Ohsaka H, Yoshizawa T, Obinata M, Omori K, et al. Gestão de um evento de vítimas em massa causado por eletrocussão usando helicópteros médicos. Air Med J. 2016 May;35(3):180-2.

39. Gueugniaud PY, Vaudelin G, Bertin-Maghit M, Petit P. Accidents d'électrisation. [Em linha]. Out 1997 [Acedido em 25 março 2024]; [20 páginas].Disponível no URL: https://urgences- server.fr/IMG/pdf/electrisation.pdf

40. Saukko P, Knight B. Knight's forensic pathology. 4ª edição. London: CRC Press; 2015.

41. Jowdar S, Kismoune H, Boudjemia F, Bacha D. Queimaduras eléctricas, estudo retrospetivo e analítico de 588 casos ao longo de uma década 1984-1993. AnnBurns Fire Disasters. Mar 1997;10:20-7.

42. Byard RW. Electrocution post-mortem presentations, problems and pitfalls. Forensic Sci Med Pathol. 2023 Mar;19(1):91-3.

43. Bux R, Amendt J, Rothschild MA. Um acidente elétrico peculiar, uma busca fatal de vermes. Leg Med. 2003 Dec;5(4):242-5.

44. Ramirez M, Bedford R, Sullivan R, Anthony T, Kraemer J, Faine B, et al. Toxicologytesting in fatally injured workers: a review of five years of Iowa FACE cases. Int JEnviron Res Public Health. 2013 Nov;10(11):6154-68.

45. Franchet C, Savall F, Guilbeau Frugier C, Dedouit F, Telmon N, Delisle MB, et al. Electrocussões: contribuição do exame anatomopatológico. A propos of two cases.Rev Med Leg. maio 2013;4(2):97-102.

46. Janssen W. Forensic histopathology. New York: Springer-Verlag; 1984.

47. República da Tunísia. Lei n° 94-28 de 21 de fevereiro de 1994, relativa à indemnização dos danos resultantes de acidentes de trabalho e de doenças profissionais (J.O.22de fevereiro de 1994). Disponível em: http://chaexpert.com/documents/Loi%2094-28%20Acidentes%20de%20trabalho%20e%20doenças%20profissionais.pdf

48. República da Tunísia. Lei n.º 95-56, de 28 de junho de 1995, relativa ao regime especial de reparação dos danos resultantes de acidentes de trabalho e de doenças profissionais no sector público. (J.O. 4 de julho de 1995). Disponível em: http://www.atds.org.tn/LOI1995.pdf

49. Fuentes Bargues JL, Sánchez Lite A, González Gaya C, Artacho Ramírez MA. Análise descritiva e proposta de um modelo preditivo dos acidentes de trabalho mortais em Espanha. Heliyon. 2023 Nov;9(11):e22219.

50. Taylor AJ, McGwin G, Brissie RM, Rue LW, Davis GG. Death during theft from electric utilities. Am J Forensic Med Pathol. 2003 Jun;24(2):173-6.

51. Ben Khelil M, Gharbaoui M, Farhani F, Zaafrane M, Harzallah H, Allouche M, et al.Impact of the Tunisian revolution on homicide and suicide rates in Tunisia. Int J Public Health. 2016 Dec;61(9):995-1002.

52. Chan P, Duflou J. Suicidal electrocution in Sydney a 10- year case review. J ForensicSci. 2008 Mar;53(2):455-9.

53. Dokov W. Forensic characteristics of suicide by electrocution in Bulgaria (Caraterísticas forenses do suicídio por eletrocussão na Bulgária). J ForensicSci. 2009 maio;54(3):669-71.

54. Claudet I, Maréchal C, Debuisson C, Salanne S. Risco de perturbações do ritmo e eletrificação doméstica. Arch Pediatr. abril de 2010;17(4):343-9.

55. Odendaal W, Van Niekerk A, Jordaan E, Seedat M. The impact of a home visitation programme on household hazards associated with unintentional childhood injuries: a randomised controlled trial (O impacto de um programa de visitas domiciliárias sobre os perigos domésticos associados a lesões não intencionais na infância: um ensaio aleatório controlado). Accid Anal Prev. 2009 Jan;41(1):183-90.

56. Hämäläinen P. The effect of globalization on occupational accidents (O efeito da globalização nos acidentes de trabalho). Saf Sci. julho 2009;47(6):733-42.

57. Ben Khelil M, Harzallah H, Elmoulehy Majed H, Belghith M, Hamdoun M. Workplace traumatic accidental death in Northen Tunisia. Tunis Med. 2019 Jul;97(7):918-24.

58. Rathour JH, Sinha DR. Proactive measures to prevent accidents due to electrocution from recurrence. J Res Adm. 2024 Jan;6(1):1278-89.

59. Edlich RF, Farinholt HA, Winters KL, Britt LD, Long WB. Conceitos modernos de tratamento e prevenção de queimaduras eléctricas. J Long Term Eff Med Implants. 2005Dec;15(5):511-32.

60. Wilbourn A. Perturbações dos nervos periféricos em lesões eléctricas e provocadas por raios. Semin Neurol. 1995 Sep;15(3):241-55.

61. Primeau M, Engelstatter G, Bares K. Behavioral consequences of lightning and electrical injury (Consequências comportamentais de relâmpagos e lesões eléctricas). Semin Neurol. 1995 Sep;15(3):279-85.

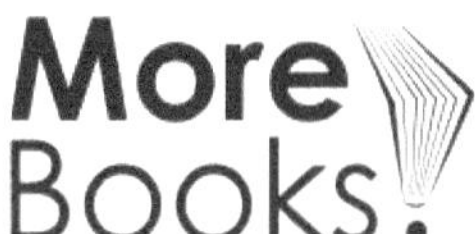

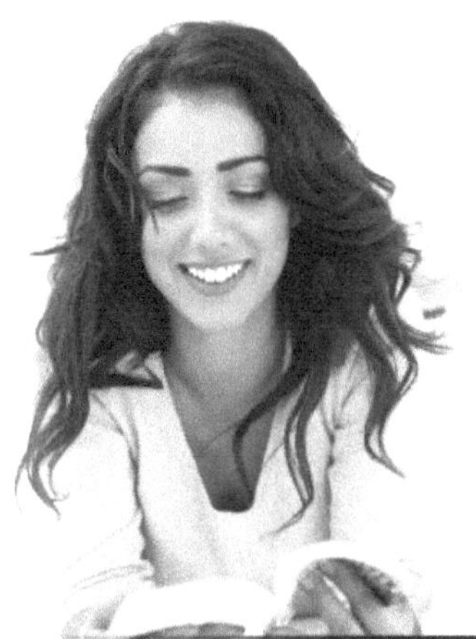

I want morebooks!

Buy your books fast and straightforward online - at one of world's fastest growing online book stores! Environmentally sound due to Print-on-Demand technologies.

Buy your books online at
www.morebooks.shop

Compre os seus livros mais rápido e diretamente na internet, em uma das livrarias on-line com o maior crescimento no mundo! Produção que protege o meio ambiente através das tecnologias de impressão sob demanda.

Compre os seus livros on-line em
www.morebooks.shop

info@omniscriptum.com
www.omniscriptum.com

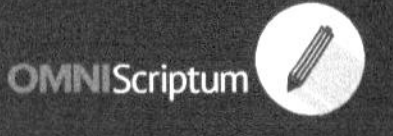

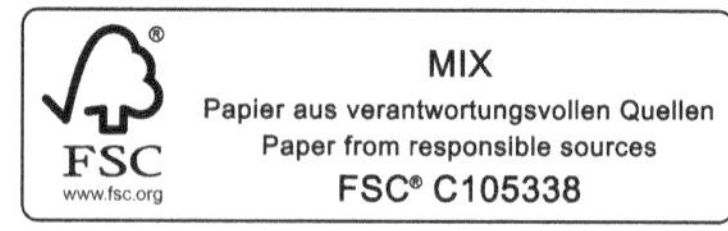

MIX
Papier aus verantwortungsvollen Quellen
Paper from responsible sources
FSC® C105338
FSC
www.fsc.org

Printed by Books on Demand GmbH, Norderstedt / Germany